匡调元人体体质学系列

匡调元 著

中国式个性化诊疗

辨质论治通识读本

中国中医药出版社
·北 京·

图书在版编目（CIP）数据

辨质论治通识读本：中国式个性化诊疗/匡调元著．
—北京：中国中医药出版社，2016.5

ISBN 978-7-5132-3220-3

Ⅰ．①辨⋯ Ⅱ．①匡⋯ Ⅲ．①中医诊断学 ②中医治疗
法 Ⅳ．① R24

中国版本图书馆 CIP 数据核字（2016）第 055268 号

中 国 中 医 药 出 版 社 出 版
北京市朝阳区北三环东路 28 号易亨大厦 16 层
邮政编码 100013
传真 010 64405750
三河市鑫金马印装有限公司印刷
各地新华书店经销

＊

开本 710×1000 1/16 印张 12.5 字数 182 千字
2016 年 5 月第 1 版 2016 年 5 月第 1 次印刷
书号 ISBN 978-7-5132-3220-3

＊

定价 39.00 元
网址 www.cptcm.com
社长热线 010 64405720
购书热线 010 64065415 010 64065413
微信服务号 zgzyycbs
书店网址 csln.net/qksd/
官方微博 http://e.weibo.com/cptcm
淘宝天猫网址 http://zgzyycbs.tmall.com

内容提要

　　作者于 1977 ～ 1991 年间创立了体质病理学、体质食疗学与人体体质学。本书在此理论指导下重点讨论辨质论治的临床应用。这是中医学宏观的个性化诊疗原理，希望临床医生能正确掌握辨别人类体质类型的具体方法，然后以此"理"为立足点，独具慧眼治未病，进而选择正确的法、方、药、食治已病，借此提高临床疗效。

　　本书概念明晰，文字精练，列条细释，辅以图表而纲举目张，可供各级中医师临诊之参考，也可作为中医药院校体质治疗学之教材。

序

　　著名数学家华罗庚说过一句"读书当由薄到厚，再由厚到薄"的名言。我们一辈子读书，越读越多。有些人金屋之中藏了多少书连自己也数不清，到头来想想精彩的、核心的、规律性的经典原理却就是薄薄一本书那么多。民间有句话说："真传一句话，假传一本书。"此话有点夸张。我将它改成："真传几句话，发挥一本书。"著名中医学专家秦伯未先生于1959年写过一本《中医入门》，共八万六千字，要言不繁，十分精彩，到1984年9月印数已达721600册。《内经》也有一句名言说"知其要者，一言而终；不知其要，流散无穷"，本书说的也属于"要"。"水不在深，有龙则灵"，体质病理学是水中之"龙"。

　　我自1975年提出"中医体质学说"及"辨质论治"概念之后，近30余年来对人类体质问题进行了深入的研究，1977年发表了"体质病理学研究"，1989年出版了《体质食疗学》，1991年出版了《人体体质学——理论、应用和发展》，1996年出版了《中医体质病理学》，2001年出版了《体质病理学与体质食疗学实验研究》，2003年出版了《人体体质学——中医学个性化诊疗原理》，共约百万余言。这些著作对一位临床中医师及在读研究生而言，一时是难以卒读的，当然可以随着医疗、教学或科研工作的逐步深入而慢慢读。现在，我特意为他们将其浓缩成这本仅16万字左右的《辨质论治通识读本》。

本书的主要特点有：

1. 精要地归纳了人体体质学、体质病理学及体质食疗学的基本原理，简化了传统的辨证论治，当有新意。这是中医学宏观的个性化诊疗原理。

2. 具体介绍了人体体质类型的诊断方法，让读者有效地用于临床，具有可操作性。

3. 按照体质分型学说对传统治法、治则及其代表性方剂、常用中药与寻常食物做了深入浅出的讨论，然后根据个性化诊疗原理举例说明常用中药及寻常食物的当用与不当用。

4. 书中黑体字为基本原理，熟读熟记而知其然，细读条释而知其所以然，临诊体悟，深入理解，以求灵活应用。

5. 人体体质学与体质病理学的理、法、方、药、食一线贯通，希望读者能一读就懂，一用就灵。再由此入门积累自己的经验体会，然后研读我的其他学术著作而更上一层楼。

我真诚地希望炎黄子孙能为振兴中医药事业，并使之走向世界作出自己的贡献。

最后，感谢中国中医药出版社热情接纳与精心编辑、出版，更愿听取大家的意见。

上海中医药大学　匡调元

2016 年 3 月

目录

I

概 论

人类关于体质的研究由来已久，中医学自《灵枢·阴阳二十五人》以后的历代医家都有所论述与发挥，惜都是零星的，分散的。直到 1975 年，笔者在"中西医结合途径探索"一文中才首先提出了"中医体质学说"及"辨质论治"的观点。随后近半个世纪来，我对中、外体质学说进行了系统的研究，迄今已创立了一门"人体体质学"而屹立于世界医学之林。

在中国古代文献，特别是《内经》中，早已记载了不少关于人类体质的描述，这些描述对我们今天研究体质学仍有重要的指导意义和参考价值。

新中国成立之后，国内学者曾有过对《灵枢》中的体质与气质理论进行介绍的零星文章，但当时并未给予足够的重视。如曾昭耆的《中国古代的"气质学说"与"体型学说"》文曾一般性地分析了阴阳二十五人与五态之人的意义，并结合巴甫洛夫学说进行对比研究。而后的数十年间，很少有人深入研究过中医的体质理论。直到 1975 年，我在"中西医结合途径之探索"一文中才明确提出了中医辨"质"论治的观点，并开始离开阴阳二十五人的体质分型传统，并指出："从按体质论治来看，重视体质的观察也是中医临床的重要内容之一。如见阳虚患者常有自汗、畏寒现象，则发表之剂如麻黄之类宜慎用；阴虚患者有内热少津趋向，故燥热之药如附桂之类应当注意；痰湿之性黏滞难移，滋腻之品恐有留湿之虞，故熟地之类对痰湿偏盛者自当少用。中医学的这种体质学说是以直觉的、宏观的体态反应特征为基础的，而不是以微观的结构特征为基础的。"而且在该文"探异"一节中明确指出："中医体质学说是西医理论中所没有的，这正是中医学的精华所在，也是我们创立新医理论的主要着眼点。"

1977 年，我发表了"体质病理学研究"一文。该文较全面系统地论证了体质学说中的以下几个主要问题：①明确提出了体质的概念。②对体质形成的主要机理及其物质基础进行了探讨，强调了遗传物质 DNA 的重要性。③根据体质的临床表现，提出了新的体质类型学说。根据中医生理学与病理学中关于阴阳、气血、寒热、虚实、燥湿等基本理论，将体质分成六型，即正常质、燥红质、迟冷质、腻滞质、倦㿠质和晦涩质。这种分型既不同于阴阳二十五人，亦不同于西方的各种体质分型学说，是一种独特的功能性生物类型学分型（functional biotypology）。④对体质与病因、体质与发病的关系进行了原则性的病理学论述。⑤从体质学说出发，在对中医辨证论治进行了深入探讨以后，论证了中医特有的辨质论治原理，并对药物和食物的体质宜忌做了论证。

1980 年，我发表了《气象病理与体质病理》一文。该文进一步论证了体质概念中关于"这种特殊状态往往决定着他对某些致病因素的易感性"的观点，对中医学中"同气相求"原理做了阐发，并具体讨论了体质类型与外感六淫易感性的一般规律。

1981 年，我又在《论证的演生》一文中论证了体质概念中关于"这种特殊状态往往决定着他所产生病变类型的倾向性"的原理，提出了"势（tendency）""病势（morbid tendency）""质势（constitutional tendency）""质化（constitutionization）"等新概念，并以临床习见的病理现象为例论证了"质化"的病机学意义。

1984 ～ 1985 年间，我在美国研究了白种人与黑种人的体质类型。结果表明：我于 1977 年以中国黄种人为观察对象时所提出的体质分型学说同样适用于白种人和黑种人，同时亦指出了由于东西方生活方式不同而应注意的问题。据此，我发表了《141 例五官科门诊病人舌象与中医体质类型观察》一文。

1986 年，我在"关于体质学研究若干问题"一文中再次强调了"证"与"质"和"体质"与"气质"的区别与关系；同年，在《路漫漫其修远兮，吾将上下而求索》一文中提出了创立"人体体质学（human constitutionology）"的

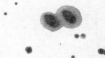

新建议；1988 年开始了动物实验研究。此后，又相继出版了《体质食疗学》《人体体质学——理论、应用和发展》《中医体质病理学》《中医体质病理学与体质食疗学实际研究》及《人体体质学——中医学个体化诊疗原理》等理论研究的专著。至此，已将东西方原有的体质学说从理论和实践上结合起来，将传统"辨证论治"深入到"辨质论治"上，并使其建立在现代科学，尤其是现代生命科学的坚实基础之上。这是一个庞大而复杂的系统工程，将来很可能引起生命科学的方向性变革。

在讨论"辨质论治"的具体内容之前，必须先明确"症""征""病""证"与体质的概念。

"症"是患者的主观症状，往往是患者所感病痛之所在，是求医的直接原因，如咳嗽、气喘、腹痛、腹泻、头痛、惊厥、月经不调等。这是疾病的临床表现，中医与西医对不少"症"的描述是一致的。

"征"是体征，是医生检查患者时所发现的客观现象，如中医的脉象、舌象、皮疹、肿块等。在此，还应包括用现代科学方法检查所得的实验室检查结果，如心电图、脑电图、超声图及病理解剖学检查所见等。这是疾病的另一组重要表现。"症"与"征"都是具体的临床现象，医生必须透过这些现象去寻求疾病的本质。

"病"是疾病单元，是综合分析了"症"与"征"以后归类的结果，已有抽象概念的意义。西医有"病"的概念，如肺结核病、糖尿病、肾小球肾炎等，这是"以局部结构变化为主的定型反应形式"。中医也有"病"的概念，如伤寒六经分证之太阳病、阳明病等，杂病之百合病、狐惑病等。西医的"病"与中医的"病"是在两种不同的理论体系下形成的不同概念。

请参阅拙著《中医病理研究》。目前有不少医生对此概念不清，经常混淆。

"证"是中医学术思想中特有的概念，是辨证论治的主要临床依据。"证"是机体在致病原因和条件的作用下，整体体质反应特征和整体与周围环境（包括自然界与社会）之间、脏腑经络与脏腑经络之间、细胞与细胞之间、细胞与体液之间相互关系紊乱的综合表现；"证"是生命物质在疾病过程中具有时相性的本质性的反映，是一种"以临床机能变化为主的整体定型反应形式"。

中医学的证具有下列特征：①整体性；②定型性；③定系性；④制约性；⑤时相性。这五项原则构成"证"的概念和中医方剂的组成原理，缺一项即不能全面反映"证"。离开了证的上述原理，用单纯的分析法研究中药与方剂将徒劳而无功。

根据上述原理，我提出了人类疾病新的发病原理——整体制约论。

"整体制约论"认为：疾病是人体因致病原因和条件的作用而发生的一个复杂的"正""邪"相争的矛盾过程，这时机体内部及其与环境之间的相互关系发生了紊乱，一方面导致维持健康所必须的生理活动紊乱，另一方面又引起了人体抵抗致病原因和条件的一系列防御反应。

对此概念，我们要着重阐明以下几点：

（1）人与周围环境，包括自然界与社会，都处在一个共同的统一体中。

（2）人是一个整体，任何疾病都是整体性疾病，不能仅仅理解为局部细胞的疾病。

（3）在人体内，体液与细胞、细胞与细胞、脏腑经络与脏腑经络之间是相互依存，相互制约的，这种整体同步相关状态紊乱后即意味着疾病的发生。

（4）体质学说在发病学中具有重要意义。

（5）在疾病过程中可以产生各种各样的"证"。"证"是中医学中特有的概念。

（6）疾病是一个新的矛盾过程，有它的开始阶段、中间阶段及终末阶段，显示着发展的连贯性和相对的阶段性。疾病处于不同的阶段，具有不同的矛盾特征，各部分之间关系紊乱，即具有特定的内容。这是"证"的时相性。

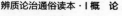

（7）疾病过程中一切病理变化必然要在代谢上、机能上及结构上反映出来，而且三者是辩证统一、相互制约的。疾病同时反映着整体机能性定型反应形式与局部结构性定型反应形式，它们都取决于共同的物质基础，即生命物质的病理性新陈代谢过程。实质上，中医是从"证"入手，通过针药来纠正其病理性代谢过程的，最后不仅调整了机能的紊乱，同时也促进了结构上的修复。

（8）在人体内存在着一种由人体生命物质所特有的矛盾性决定的、从进化过程中所获得的自动控制能力，这是一种维持机体相对平衡的自限和自愈能力。"辨质论治"就是因人、因时、因地制宜，针对个体患者调整其各系统之间的具体紊乱，促进其自限与自愈机制，使之在新的水平上重新恢复相对平衡。

人类体质是人群及人群中的个体在遗传基础上，在环境影响下，在其生长、发育和衰老过程中形成的代谢、机能与结构上相对稳定的特殊状态。这种特殊状态往往决定着他的生理反应的特异性及其对某种致病因子的易感性，以及所产生病变类型的倾向性。

在这个定义中包涵了以下诸要点：

（1）这里讲的是人类体质，不是别的什么生物的体质。

（2）人类有群体体质，即人种学与个体体质之分，这里讲的主要是个体体质。

（3）体质形成既与先天遗传相关，更与后天环境相关。

（4）体质是可变的，随着其生长、发育和衰老过程而变化。

（5）第一句讲体质生理学概念，第二句讲体质的病理学概念，包括体质与病因、体质与发病，而"质化"的涵义亦在其中。

（6）我没有将个体气质特征加在其中，因为气质属心理学范畴，虽与体质密切相关，但彼此有别，如同物质与精神有别。

病理体质是健康与疾病之间的过渡状态，是将病未病与将愈未愈的状态。本人提出的病理体质是应该分型的，这与笼笼统统所说的"亚健康"和"第三状态"概念是

不同的（图1-1）。

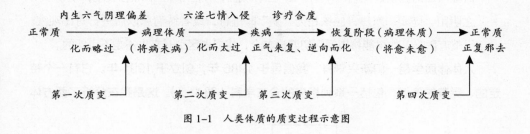

图 1-1　人类体质的质变过程示意图

　　体质病理学是研究人类体质的本质及其在疾病过程中所起作用与规律的科学。体质病理学上承体质的生理学，下启体质的治疗学，应为临床诊疗学的基础理论之一。

　　在人类体质的概念中，我们特别强调了证与整体体质反应特征的关系。病理反应有阴阳虚实、寒热燥湿等特性，而体质同样也有此等特性，但其含义是不尽相同的。

　　病与证大多是后天因素作用于机体引起的一时性的、变化比较迅速的反应；体质则主要是机体在遗传因素的基础上形成的相对稳定的特性。我们理解：病之阴阳是指阴证和阳证而言的，是指得病以后所表现出来的亢进与衰退的症状与体征。而体质之阴阳则是指的真阴与真阳而言的。燥红质为真阴不足，而迟冷质则为真阳不足。真阴不足则见脉数无力、虚火上炎、口燥舌焦、内热便秘、气逆上冲等症，真阳不足则见脉大无力、四肢倦怠、唇淡口和、肌冷便溏、饮食不化等症。病之虚实是病的表现，其来较速；体质之虚实以阴阳气血之不足为虚，也属于正气虚的范围，多由禀赋不足，或因遗传而来，或因后天失调所致。此外，以痰湿内停或留血成瘀为实，这是体内脏腑功能失调所致新陈代谢紊乱的结果，往往是由虚致实。往往虚实夹杂的多，且其来较缓。病之寒热是病邪作用于人体以后产生的直接结果：如果病邪抑制了机体的新陈代谢或血液循环障碍，则表现为寒证；如果正邪相争，迫使机体的产热增加则表现为热证，且病之寒热多为一时性的。体质之寒热则是以整个机体真阴真阳不足为基础的，所谓"阴虚则内热，阳虚则外寒，阴盛则寒，阳盛则热"。体质之寒热则多为长期的，相对稳定的。有时证与质的鉴别是比较困难的，因为病证是病势加上质势的综合表现，观察体质之阴阳、虚实、寒热，应该在无"病"时进行，或者待病愈以后进行对比观察。纵然有困难，如果能将望闻问切四诊参合，将二者区别开来也不是不可能的。

人体体质学是一门新兴学科，我倡导于1986年，创立于1991年。它有一个特定的、完整的体系，包括一系列相应的分支学科（图1-2）。这是我在分析了西方体

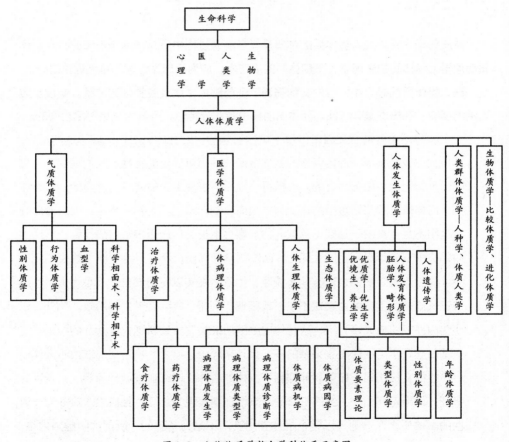

图1-2　人体体质学整个学科体系示意图

质人类学、生态学、遗传学、优生学及现代医学等学科的基本理论后，归纳、上升而创建的。创建这一新学科是一条长征之路，体现了我对"人"的理解深度。

其整个学科的体系如下：

人体体质学是"宏观整体全息调控医学"的一个重要组成部分，充分体现了中医药学的特色与优势。现述要如下：

一、宏观论

这里所说的宏观有两层含义：一是天、地、人三才层次。对此，我曾在《天、地、人三才医学模式》一文中做过探讨。

这个模式是以"天人合一"哲学思想为指导的。这是一种"天人和谐论"，既注重客观规律，又不否定人的能动作用。这一观点始终贯穿于《内经》中，从第一篇《上古天真论》讲养生开始一直到七篇大论讲五运六气学说为止，都是讲天、地、人三才合一的问题。这是宏观中的"宇观人天观"（钱学森语），在"三才"的前提下再分出中医气象病理学、地理病理学、时间生物学与体质病理学，如《本草纲目》对何时采药、用药有专论，但 Engle 提出的"社会－心理－生物医学模式"仍然不理解宇宙天地因素与人类生理、病理与治疗的关系。

第二层含义是人作为一个客观整体的人，可以不借助任何仪器设备，凭医生的感官，通过望、闻、问、切所能及的宏观层次。

这是相对于西方医学常借助于显微镜、生化分析仪器、心电图、断层摄影等所能获得的微观物质与功能层次而言的。按系统论的观点而言，宏观层次与微观层次的规律是不同的，是各有其特殊性的，虽然相关，但彼此是不可取代的。中医学的特色之一恰恰是在这两个层次上，其独到之处是西方医学见到的微观规律所不能取代的，虽然是可以结合的，互补的，但如何结合，目前从哲学认识上、从具体方法上尚未解决。

二、整体论

我对中医学整体性的认识可以归纳为多层次、全方位、全息性的。

所谓多层次、全方位，是指的宇观人天观、宏观人天观与微观人天观的整体统一。然而在西方自然科学中的天文学、气象学、地质学、地理学类和体质人类学、生物医学类是分而论之的，彼此关系不大。所以当有人提出了"社会－心理－生物医学"时，就以为很了不起了，其实他仍然没有到达我们所说的"天人合一"的层次与境界。

人是一个整体。

我已在"辨证论治原理探讨——整体制约论"中做过多次深入的讨论，在此不再阐述。仅强调两点：一是在人的整体内，经络与脏腑之间是一个多因多果的、有气运行着的网络状结构，不是各种细胞的独立王国。因此，中医治疗学的主导思想是调控这个整体的网络，故多用复方而少用单方，更不用单纯的化学合成物。二是人体体质是一种整体所处的功能、结构与代谢状态，不是一个器官、一个细胞，或是一个基因所能代表的。每一个人是其特有的气血、脏腑、经络、津液、骨肉、肌肤等的综合，局部不能代表整体。中医学是从体质这个整体层次上去认识人与疾病的，这与西医学从细胞、分子层次认识疾病显然是不同的，中西医不同的发病学与治疗学就是从这里开始分道扬镳的。整体与局部是一对有缺陷的范畴，对这个缺陷，人类迄今还无法弥补其裂缝！

三、全息论

我们是在中医学特有的整体论指导下引用全息概念的。

众所周知，脏腑经络学将人体全身上下、左右、表里、内外各部联结成一个统一体。《灵枢·海论》说："十二经脉者，内属于脏腑，外络于支节。"如从肺俞、心俞至小肠俞、膀胱俞，顺序而下都是通过经络与内脏联系的，相关脏的病变可以针刺这些腧穴而获愈。《灵枢·口问》说"耳者，宗脉之所聚也"，耳针即由此而来。在眼科理论上有五轮八廓学说。《辨舌指南》有"舌尖属心，舌根属肾，中间属脾胃，两边属肝胆"之说，此说可验之于临床，符合率相当高。我观察到，舌象可以反映体质类型，切脉诊病是中医学中更为典型的全息现象。"左手寸口心、小肠脉所出，左关肝、胆脉所出，左尺肾、膀胱脉所出；右寸肺、大肠脉所出，右关脾、胃脉所出，右尺三焦、心包络脉所出。"1973年，我在重庆第一中医院师从邱鸿儒大夫学脉一个月。邱师临诊不问、不闻、闭目、俯首、细审脉象，独凭脉诊病处方。我特意仔细地对此举作了验证，确实有效，这是一绝。可见中医脉学之奥秘，西医心电图、脉电图之类实难望其项背也。

四、调控论

根据上述理论，中医治疗学也相应地有宏观调控、整体调控和全息调控。当然这三项理论仅仅是为了论述方便起见才分而论之的，实际在一个人身上，三者是无法分开的。因此，在调控时也是"牵一发而动全身"的。

1. 调控的理论根据：人类认识世界的最终目的在于调控世界并改造世界，而认识人体的最终目的在于改善人体、提高人体防病抗病能力以提高生命质量。其

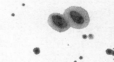

改善过程就是调控过程。调控理论极为丰富，仅举三项略论于下：

（1）气一元论：《内经》与先秦元气论一脉相承，也认为元气是万物之本，故"人以天地之气生，四时之法成"。元气经过亿万次的分化，再组合成万物，但万物之间又有"同气相求""同气相应"的关系，这种相求与相应为调控提供了理论基础及物质前提。

（2）天人合一论："天人合一"是中国传统哲学的一个独特观点，贯穿于《内经》的始终，历代哲学家对此有不同的认识。在此，只承前论提出：人类的活动可影响天地，如大气污染、水污染之类；天地的改变也可以影响人类的生命活动，如太阳黑子爆炸对人类疾病的影响等。因此，两者之间都可通过调控而得到和谐，也可由于失控而两败俱伤。

（3）亢害承制论：《易经·系辞上》说："易有太极，是生两仪。"太极为浑然一圆，"空空如也，寂然不动"，一动即生两仪，两仪即阴阳，有阴阳即有关系，有关系即有制约，有制约即有过与不及，故《素问·六微旨大论》说："亢则害，承乃制。制则生化，外列盛衰；害则败乱，生化大病。"五行学说也应该从人体内各系统、各器官、各细胞之间相互关系的亢害承制论去理解其方法论价值，不能机械地生搬硬套而误入歧途。

2. 人体体质学、体质病理学与体质食疗学是对个性化调控理论的概括与具体实践

西方医学重在看得见摸得着的物质实体，研究这些物质的成分、结构及其功能。分析越深入，观察越细微，定位越精确，便认为越先进。在医学上将人分为系统、器官、细胞、分子、原子；人的生命即是分子、原子的集合体。人的疾病即是这些分子、原子的疾病，修复这些分子、原子即可以治疗疾病，"局部定位论"即由此而来，根据这种理论，确能解决一部分问题，所以还是有用的。

东西方文化交流与中西医结合就是将"整体制约论"与"局部定位论"统一起来，重新认识人体的本质。关系与实体都是客观存在的，具体研究时可以有所

侧重，但在总体中是统一的。因此，只见实体不见关系是片面的；反之，只见关系，不见实体同样是片面的。人体体质学既重视人体的实体，更重视人体内各层次之间的关系。因此，它将成为未来新医学的基础学科。

II

体质病理学基本原理

一、体质病因学

没有原因的疾病是没有的。发生疾病的内因在很大程度上应是指人本身所具有的一切特征的综合，包括代谢的、结构的和机能的特殊性，即体质。体质的强弱决定感受不感受外邪，具体的体质特征决定着发病类型。

体质病因学是一门从体质学的观点探讨体质与病因关系的学说。以往的体质学说及病因学说中都没有深入探讨过这两者之间的关系。

一般病因可分成两大类：一类是引起疾病的来自外界环境的病因，即外因；一类是机体本身内部存在的发病原因，即内因。我们认为，发生疾病的内因在很大程度上应是指体质。《素问·刺法论》说："正气存内，邪不可干。"正气可理解为体质健壮而无虚；正气虚即体质虚弱而有偏盛偏衰，给外邪以可乘之隙，因此可能发生疾病。《灵枢·五变》曾以斧斤伐木为喻论体质，从理论上说明了六淫为病的道理，同时又论证了同样的病因在不同体质人身上可以发生不同类型的疾病。容易感受什么外邪，感邪后将发生什么类型和性质的病，在相当程度上也决定于体质。当然，我们绝不因为强调了疾病过程中体质的作用而否定外因的作用。众所周知，没有结核杆菌，无论如何也不可能得结核病。但即使人体中有了结核杆菌，也不一定就得结核病；即使得了结核病，其临床类型与发病经过亦绝不是人人都一样。我们认为，不恰当地、过分地强调任何一个方面，都是片面的。

由某些遗传基因的缺陷形成的遗传病是一种内因发病的特殊形式，是一种"体质性疾病"。

某些遗传基因的缺陷并不是在出生时，或出生不久即表现出来的，而是要到成年以后，甚至二三十岁时才发生明显的临床症状，如遗传性、小脑性运动失调症（Marre型）等，这也是一种内因发病的特殊形式。

　　中医病因病机中颇具特色的理论之一是"同气相求"。"同气相求"有两层意思：一是指某种体质容易感受相应的淫邪；二是指其发病类型与传变趋势的倾向性也与淫邪性质和体质类型密切相关。

　　我们在体质的概念中指出，个体体质的特殊性往往决定着他对某种致病因子的易感性，即某种类型的体质对某种类型的病因刺激特别敏感。第一层意思在《医理辑要锦囊觉后篇》中说："要知易风为病者，表气素虚；易寒为病者，阳气素弱；易热为病者，阴气素衰；易伤食者，脾胃必亏；易劳伤者，中气必损。须知发病之日，即正气不足之时。"这里明确指出了体质因素往往能决定个体对某种致病因子的易感性，这就可以解释为什么在同样致病的天气条件下，有人生病而有人不生病的现象。近代欧洲学者也看到了这一现象，并称之为"气象敏感（Meteorotropism）"。"同气相求"的第二层意思是指出发病类型与传变趋势的倾向性，也与淫邪性质和体质类型密切相关，如《灵枢·百病始生》中特别提出了所谓"气有定舍"的观点，即各种邪气侵袭人体或稽留体内各有一定的部位。《素问·咳论》说："五脏各以其时受病，非其时各传以与之。人与天地相参，故五脏各以治时。""乘秋则肺先受邪，乘春则肝先受之，乘夏则心先受邪，乘至阴则脾先受之，乘冬则肾先受之。"这就是六淫为病与五脏虚实喜恶相应、同气相求的意思。中医书籍中常用"相合""引动"等术语来表达这种关系。

　　湿病的"伏气为病"就是指那些阴、血、精、津、液，在先有亏损的某些体质虚弱状态，当受外邪侵袭时所表现出来的迅速入里化热的临床过程。

　　伏气病因学说认为，在某种条件下，当病邪侵入人体后，可不立即发病而潜伏于体内伺机而发，而且其发病类型与立即发病者有所不同。近人程云山说："不论何时，凡见某些湿热痰浊，瘀血积滞，功能异常，脏气郁闭，肾虚证实，心虚脉实，舌质红，苔腻，脉寸虚尺实诸证，均须警惕其有伏邪存在。我们认为，所谓"湿热""瘀血""肾虚""正虚""寸虚"等都是特定的体质状态，往往可以形成"伏邪"为病的发病过程。或许邪气还有其他内"伏"的形式和病机，这尚待进一步研究。

二、体质病机学

体质病机学是研究不同体质在疾病过程中作用机理的学说。

现先举一些临床现象。同一个地区、同一时期流行的感冒，虽然病原体是相同的，但其临床表现却见很多不同的类型。例如除一般感冒所共有的发热、咳嗽、喷嚏、头痛等症状以外，有些患者则啬啬恶寒较为明显，且其口不渴、尿清长、面色㿠白，而有些患者则口干、便秘、尿黄短少、面色潮红等比较突出；有些患者则胃脘痞满，头重如裹，四肢倦怠，舌苔厚腻较为显著。这是因为患者的体质不同，其发病的过程不同，所反映的症状也不同。

大量的中西医结合的临床实践已经积累了不少同病异证的资料。如肺结核患者，或为肺阴虚，或见肺气虚，或见阴虚火旺。肝炎患者可见肝郁气滞者，肝胆湿热者，肝脾不和者，肝肾阴虚者，血瘀者。病源是相同的，为什么临床类型又如此之不同？当然其中部分原因可能是病程早晚不同，但更主要的可能是与患者体质类型不同有关。

吴又可在《温疫论》中曾以酒醉为喻，论及体质因素与发病类型之关系。他说："邪之着人，如饮酒然。凡人醉酒，脉必洪而数，气高身热，面目皆赤，乃其常也。及言其变，各有不同。有醉后妄言妄动，醒后全然不知者；有虽沉醉而神思终不乱者；有醉后应面赤而反刮白者；应痿弱而反刚强者；应壮热而反恶寒战栗者；有易醉易醒者；有难醉而难醒者；有发呼欠及喷嚏者；有头眩眼花及头痛者。因其气血虚实之不同，脏腑禀赋之各异，更兼过饮少饮之别，考其情状，各自不同，至于醉酒则一也，及醒时诸态如失。凡受疫邪，始则昼夜发热，日晡益甚，头痛身痛，舌上白苔，渐加烦渴，乃众人之常也。及言其变，各自不同，或呕、或吐、或咽喉干燥，或痰涎涌甚，或纯纯发热，或发热而兼凛凛，或先凛凛而后发热……种种不同，因其气血虚实之不同、脏腑禀赋之有异，更兼感重感轻之别。考其证候，各有不同，至论受邪则一也。及邪尽，诸证如失。所谓知其一万事毕，知其要者一言而终，不知其要者流散无穷，此之谓也。"由此可见，中医理论认为，个体体质与发病类型亦有密切之关系。我们认为，其决定因素不在于病因，而在于从热化者体素阴虚，从寒化者体素阳虚。这是由于病因相同，体质不同，出现了不同的证。

异病同证亦可能与体质有关。大量的中西医结合的临床实践也已积累了不少资料。肝炎、胃十二指肠溃疡病、肝硬化、慢性肾炎、再生障碍性贫血、红斑狼疮等都可以显现肝肾阴虚的临床类型。慢性结肠炎、肝硬化、慢性肾炎、再生障碍性贫血有时又都可以显现脾肾阳虚的临床类型。这是目前还不能满意地用现代医学所已知的病理学来解释的现象，这可能是由于病因不同、体质相同，所以出现了相同的证。由此可以认为，体质是形成"证"的物质基础之一。

关于"质化（Constitutionization）"的问题。

在体质概念中，我们曾强调体质上的特殊性往往决定着患者发病后临床类型的倾向性。质化是这种倾向性的内在病机基础。

疾病的病理过程可以理解为（图2-1、2-2）：

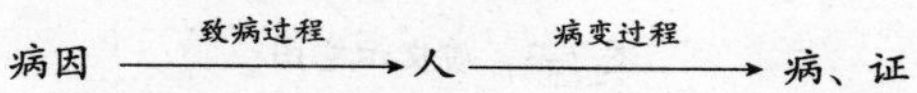

病因 —致病过程→ 人 —病变过程→ 病、证

图 2-1 疾病病理过程示意图

病因作用于人体后，是否产生临床可见的症状与体征，这决定于病因的强度与人体抵抗力之强弱。如果病因作用强，或病因为某些机械因子如暴力，或化学因子如强酸强碱等，则不论什么体质都将形成疾病。如果病因并不强，或者如某些气象因素或生物性致病因子，则其能否产生疾病或产生什么样的疾病，就存在"同气相求"的关系，这一点已详于体质与病因章中。当正常体质的人接受了病因的作用，即在体内产生相应的病理变化，而且不同的病因具有不同的病变，如感染结核菌产生结核病变、感受肠伤寒杆菌产生伤寒病变、感受寒邪则得寒证、感受湿邪则得湿证。这是致病因子在与人类经过亿万年的进化过程中所形成的，我们称这种病理演变趋势为"病势（Morbid-tedency）"。如果某些人在体质上产生了阴阳偏盛偏衰，或气血亏损，或气血瘀滞，或有某些病理性代谢产物的积聚，则形成了病理体质。而病理体质对内外刺激的反应形式都与正常质有所不同。不同的体质类型有不同的、潜在的、相对稳定的倾向性，我们称这种倾向性为"质势（Constitutional-tendency）"（图2-2）。

病理体质 ——质势——→ 与体质类型相应的潜在倾向性

图 2-2　质势示意图

具有病理体质的人一旦感受致病刺激而形成病理变化，则病势将和质势结合起来而形成临床上见到的特定的"证"。这个过程我们称之为"质化（Constitutionization）"（图2-3）。

病因 ——致病过程/同气相求——→ 病理体质 ——病势/质势——→ 与体质类型相应之病证

图 2-3　质化示意图

传统中医书籍中称此现象为"从化"或"类化"。《医宗金鉴·伤寒心法要诀》说："六淫为病尽伤寒，气同病异岂期然？推其形脏原非一，因从类化故多端。明诸水火相胜义，化寒变热理何难。漫言变化千般状，不外阴阳表里间。"我们感到这样命名不能反映病变趋向的原理，因为从命名上不能回答从何而化与类何而化的问题。现在我们称之为"质化"，即明确地指出是从体质而化，是病势附于质势而化的过程。例如正常质感受寒邪则为寒病（病势），感受湿邪则为湿病（病势）。如果患者原属迟冷质，以阳虚外寒为其特征，则易感寒邪而为病，这是病因与体质同气相求的现象。同时寒邪（病势）加上迟冷质（质势）直中于里，则表现为质化；如果迟冷质者感受的是湿邪，则湿（病势）与寒（质势）结合从寒化而形成寒湿，这也是质化。

再如，正常质可以感受温邪则多热病（病势），感受湿邪为湿病（病势）。如燥红质以阴虚内热为其特征，则易感温邪而为病，这是病因与体质同气相求的现象，此时温邪（病势）加上燥红质（质势）而迅速入里化热，则表现为质化；如果燥红质者感受湿邪，则湿（病势）与内热（质势）相结合，从热化而形成湿温，这也是质化。温病的传变过程常与质化有关。正常质者，在感邪之后，其传变过程往往决定于病势，由浅入深，由表入里，由卫分而至气分，由阳病转为阴病。燥红质者，则往往感受温邪后迅速入里而从热化；迟冷质者，则常从寒化，而其临床表现多杂有虚寒之象。逆传心包等危象，则多见于体质虚弱不胜外邪者，伤寒之六经传变也有类似的现象。我们在临床上往往可以见到"质化"表现：很多疾病在不同的病人身上有相同的开始而有不同的结局。或者开始时并不相同，而在疾病过程中因为体质相同而在某一个时期可出现类似的证候。质化现象不仅在外感热病中，即使在杂病中也比很多见。我们观察过妇女崩漏患者的体质，她们出现的临床类型与病前病后的体质状态有密切关系。如燥红质者，口干咽燥，便秘尿赤，而经色红而量多；迟冷质者，形寒怕冷，便溏而尿清长，经色偏暗而淋漓不止；晦涩者，经期腹痛，经色暗而多块。随其体质不同而见不同的临床类型。崩漏治愈之后，有些患者可连同病理体质一起得到纠正；有些则病愈而质尚在，只是外寒、内热、夹瘀诸证较病时轻微而已。

综上所述，"证"是在"质"的基础上发展而形成的，我们必须透过"证"去辨明"质"。传统中医论病机多从外感六淫、内伤七情及脏腑经络病机等着眼。因此，长期以来质与证的概念往往混在一起，我们认为有必要将质与证的概念加以区别，然后深入研究质化的规律，这将有利于中医理论的发展，并指导临床诊疗及预防工作，达到明辨体质、防病传变的目的。

根据上述"质化"原理，在临诊时如能及早识别患者之体质特征，则可预见其传变趋向，及早采取治质措施，有利于截断病变之发展。《素问·宝命全形论》说："众脉不见，众凶不闻，外内相得，无以形先。"这是教人于临诊之际须将病人之内外一齐估量，而不要被外表的病象所眩惑而先入为主，忽略了求其病本。古人曾说："医有慧眼，眼在局外；医有慧心，心在兆前。"这是说，欲从病象之外推断病本之局内；欲知病兆前之体质类型，预先识知其发病之倾向性，能预知其可能的结局而左右疾病的转归。由辨证深入到辨质是一个质的飞跃，在中医理论发展史上具有重大意义。由此可见，研究和掌握体质病机实为临床诊疗中的重要一环，这也是研究体质病机论的实际价值之一。

体质与疾病常互为因果，不良生活方式可导致病理体质。

例如，男女房室原为正常生命活动之一，是生理过程。但若色欲过度则能引起肾气虚损，或为肾阳虚衰而形成迟冷质，或为肾阴耗损而形成燥红质。这时，仅是体质上的变化倾向而并无明显的临床表现。如果纵欲过度则可以引起肾虚证，出现耳鸣、昏眩、腰痛不能伸屈俯仰等病证。此时，如用止痛药仅能临时止痛而已，不能达到治本的目的。必须在壮其肾火或滋其肾水的基础上，同时节其房室，才能纠正其体质，腰痛及眩昏诸症方能治愈。又如妇女之分娩也是生理过程，如产时失血过多、产后又失于调养，有可能形成倦㿠质，久而久之，往往可见血虚头昏、气虚头痛等证。此时服用止痛药往往不能奏效，需用补益气血法以改善其体质，血旺气足则头痛自除。

疾病可以导致体质异常。

急性传染病之后，如果治疗不当或失于调养，可以引起体质异常。如传染性肝炎后虽然其肝脏的损害已痊愈，肝功能检查也属正常，但常可伴有晦涩质的表现。再如，急性创伤拖延日久，即使创伤已经愈合，但仍能导致元阴元阳之亏损而形成迟冷质或燥红质。

如果从好的方面看，某些急性传染病之后获得了特异性免疫力，该患者今后可以不得或少得此种传染病，这也是个体体质上发生变化的表现。

历代医家对体质病机已有所认识，并在临床实践中不断得到了补充和发展。但也不得不看到，他们的论述都是比较偏重于临床辨证用药，或将质与证混为一谈，因而没能形成比较完整的体质病机理论体系。这些论述为我们提供了丰富的临床观察材料，使我们受到了极大的启发，并得以在此基础上使之系统化、理论化，发展成目前的体质病机学雏形。

三、病理体质形成原理

燥红质主要是由于元阴不足而引起的整个机体津液不足，干枯不润而化燥化热。

迟冷质主要是由于元阳不足而引起整个机体代谢下降、精力衰退、热量不足而化寒。

腻滞质主要是由于脏腑功能低下，体内水谷津液运化机能受阻而使某些代谢产物在体内积聚所致。

倦㿠质主要由于气血两虚而致全身脏腑器官兴奋性低下，对内外环境适应能力降低。

晦涩质主要由于气血运行不畅而致全身脏腑气机郁滞，严重气机失调又可使全身或局部的组织产生明显的代谢障碍。

影响体质形成的因素是极其复杂的，有先天因素、后天因素，有人类学、生理学、病理学等因素。

人类学在研究人种形成机理时曾指出，各人种的各种性状都与特定的地区有关，而且地理环境在人种的形成中起着重要的作用。

如从个体发生的胚胎学、生理学与生物学的角度而论，体质首先与个体之先天禀赋有密切关系。但既生之后，体质将随年龄增长而改变，每个人在不同年龄期的体质是不同的。

除地域、禀赋及年龄能直接影响体质形成外，诸如性别、营养、七情、房劳、疾病、生活习惯等都能对个体体质产生一定的影响。现将此等因素结合五种病理体质之形成机理一同加以讨论。

燥红质：既由于禀赋不足，或因父母嗜欲无度，或因年老得子、亲代阴精素来不足则子代所受必亏。我们见到有些幼儿经常唇红舌燥、便秘尿赤、心烦夜啼等现象，既长之后的青春期及成年期后，则以色欲伤精为重要原因。这是燥红质形成的主要原因。亦可由于偏食辛燥，或由于企求长生不老而误服金石，用药偏温，久服增气；补阳燥剂偏助相火而损真阴，每可形成燥红质。精神情绪刺激亦属常见，浮沉世间而不得志，志郁而伤阴化火，五心烦热，焦急善怒。内燥之生，与肺、胃、肾有较密切之关系。因为津化于气，气生于阴，肺气不足则水津不能四布而成燥，多属虚。胃与大肠为阳明燥金之腑，主津液。胃肠实热之邪，每易灼伤津液而致燥，多属实。石寿棠《医原》认为："内燥起于肺、胃、肾，胃为重，肾为尤重。盖肺为敷布精液之源，胃为生化精液之本，肾为敷布生化之根砥。"他还认为，内伤干燥也可以是阴血虚的结果，因为阴血虚则营养无资；也可以是气结的结果，因为气结血亦结，血结则营养不周而成内燥。我们认为，无论先天因素，还是后天因素，当以肾阴为根本。由于阴液既亏，则内不能溉养脏腑，外不能濡润腠理孔窍，以致皮肤憔悴、毛发枯焦、口唇燥裂、舌上无津、口渴咽燥、大便秘结而小便赤少。如果进一步发展到血燥津枯，不能濡养筋骨，则可致关节伸屈不利。这些都可以是内燥的结果。由于阴液亏损，"阴虚则内热"，故见五心烦热。热甚而不及时纠正，可以化火，血热妄行而为衄。燥红质者鼻衄、倒经之类是比较多见的。

迟冷质：亦可由于先天禀赋不足，元阳素亏所致。我们也常见到小儿形寒、体弱无力、蜷缩少动、夜尿频频、大便溏稀等症，多现"五迟"之体。既长之后，可因偏食寒凉而致。临床累见脾胃虚寒之小儿，追溯其生活习惯，常有嗜冰糕史。也有由于药误者，笔者曾为此请教过名老中医，曾称小儿误服苦寒药过量者，可见肾阳不足，命门火衰。苦寒之品压抑阳长之气，日后有致肾虚不育者。青春期及成年之后，则以色欲房劳伤精为最重要。因气由精化，精不足则气不足，气不足则寒从中生。临床种种寒象接踵而至。

腻滞质：亦与先天禀赋有关，临床上亦可见到哺乳期婴儿舌苔常常厚腻者。幼儿饮食不节或不洁，伤及脾胃，可因脾阳久伤，失于健运者，由此而升降失调，不能为胃行其津液，以至聚而成湿者，屡见不鲜。小儿嗜冷饮伤及脾阳而成湿者，也是常见的。酒家多湿是众所周知的。久居湿地及阴寒之地，亦能伤人阳气而致内湿停滞。石寿棠在《医原》中论及内湿病机时极为精慎。他认为内伤于湿者，可以是阳气虚的结果，因为阳气虚则蒸运无力而成内湿，也可以是思虑过度而气结的后果，因为气结则枢转不灵而成内湿。就脏腑功能而论，则"内湿起于肺脾肾，脾为重，肾为尤重。盖肺为通调水津之源，脾为散输水津之本，肾又为通调散输之枢纽"。这些论述对阐明腻滞质之形成机理是极为重要的。

倦㿠质：倦㿠质之形成以后天因素为多。营养不良、饮食不节、暴饮暴食、或生冷无忌往往伤及脾胃而致中气不足，小儿与成人都较常见。李东垣《脾胃论》说："元气之充足，皆由脾胃之气无所伤，而后能滋养元气。若胃气之本弱，饮食自倍，则脾胃之气既伤，而元气亦不能充，而诸病之所由生也。"精神因素及操劳过度往往也能影响脾胃功能而伤及元气。《脾胃论》又说："喜怒不节，起居不时，有所劳伤，皆损元气，元气衰则心火旺，心火旺则乘其脾土。脾主四肢，故困热懒言，动作喘乏，表热自汗，心烦不安。此外，肺主一身之气，故伤及肺功能的因素都能伤气。气与血同源相关，凡累及气的原因，几乎都能累及血。气不摄血，可引起失血，因此血亦虚。脾胃不仅主中气，而且为血液生化之源，生化无权可引起少血。脾气不足，脾不统血也可引起失血。血为气母，血少气亦少。此外，精血同源，色欲房劳伤，先耗其精，精不化气，然后气亦受累而不足。房劳失精，常致脾肾阳虚，使水谷精微不能充分吸收转运，往往可以引起气血两虚。妇女月经不调均可因失血而形成倦㿗质。

晦涩质：原因是复杂的，多样的。日本文献中明确记载血瘀证是有遗传倾向的。其他如跌扑损伤而恶血内停；寒凝瘀血而血脉不畅；情志激动而血菀于上，病久入深而营卫行涩，经络阻滞而不通；妇女经产之时，往往易成血瘀之证。王清任《医林改错》倡气虚血瘀之说。唐容川《血证论》则认为在于阴阳之偏盛偏衰，阴虚则火旺，迫血外溢而成瘀；阳虚则气衰，无以统血，血不行而成瘀。我们从临床上还观察到，小儿晦涩质少见而老年较为常见，此与多种导致衰老的因素亦有密切关系。

在论述体质形成原理时，必须强调体质之可变性。

因为人体内之阴阳、气血、精神、津液及脏腑功能经常处于动态变化之中。先天遗传因素固属重要，但后天摄生也不容忽视，有人见到在生长发育过程中染色体数目改变的实例。年龄、营养、起居、疾病、药物，乃至遗传工程都能使体质类型发生改变，六种体质之间也可以互变。当然，体质的改变不是一朝一夕可以达到的。因为体质之形成是以长期的代谢类型与方式的特殊性为基础的，要改变是相当困难的。但如果我们掌握了体质改变的条件与规律，那么就可能有效地改变病理体质为正常质，从而达到防病治病和延年益寿的目的。这正是我们所以要提出并研究体质病理学的目的所在。

现将病理体质形成之基本原理："肾为先天之本"（图2-4）"脾胃为后天之本"（图2-5）示意如下：

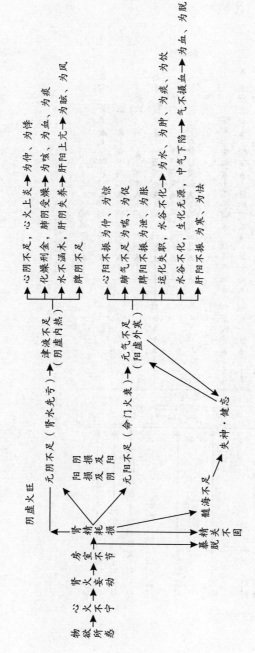

图2-4 先天肾与病理体质形成原理示意图

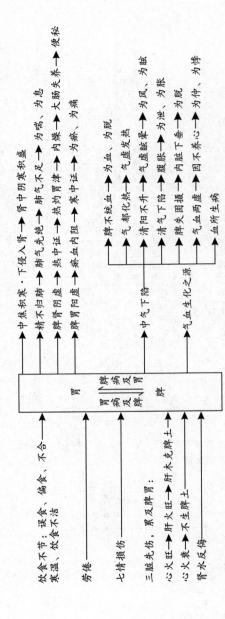

图2-5 后天脾胃与病理体质形成原理示意图

对上图拟强调几点：①人之生、人之质、人之病均系之于精，这是人生的根基所在；②精强神旺是正常质，精越强壮越好，但一旦有虚，则百病丛生，元阴不足形成燥红质，元阳不足形成迟冷质；③肾阴肾阳互为根本，阴为精津液，阳为元气，其余体质都可由此派生出来，不论这个派生过程发生在出生前或出生后，即不论是遗传因素还是后天环境因素均可产生病理体质；④心阳不振或肺气不足，可形成晦涩质；⑤脾阳不振，水湿不化可形成腻滞质；⑥中气下陷及生化无源，气血两虚可形成倦㿝质；⑦从上图中可以体会到古代中医典籍中只分成寒体、热体与平人是粗线条；本书分成六大类型则更为精细，更利于临床诊疗工作。

七情内伤与饮食不节，尤其是久食、偏食温热、寒凉之品，可以损伤脾胃，而后累及五脏六腑之功能，从而影响人体之体质状态。东垣强调脾胃内伤是有卓见的。

就脾与胃的功能而言，李东垣多强调脾之升阳功能，故所制方剂也偏于调脾而轻于调胃。我们认为调整胃的功能，把好"胃纳"关是调整体质不可忽视的一环。叶天士养胃阴一说可以弥补此不足。

内生六气也可由脾胃损伤而引起：由于元气虚衰而阴火上炎；由于肝木旺而风气内动；由于阴液受灼而内燥形成；由于脾阳不振而留湿为患；由于胃气不足而肾失所养，肾阴肾阳皆可受损，更兼热中证与寒中证的形成而致寒热偏性。脾主宗气，脾虚而中气不足；脾为生化血液之源，脾不生血，脾不统血而血虚成；或气不摄血，或寒中血凝而致气血两虚，或气滞血瘀。如此等等，都可以成为五种病理体质形成的病机理论。

四、两纲八要论体质

以阴阳为纲，八要为目。

1. 阴阳

阴阳两纲在我们辨体质时的具体运用主要是统帅八要，如无形之气与有形之血的对待、寒热对待、虚实对待和燥湿对待。

《素问·阴阳应象大论》秉承《周易》上述原理："阴阳者，天地之道也，万物之纲纪，变化之父母，生杀之本始，神明之府也。治病必求于本。"我体会这里的"天地之道"就是"一阴一阳之谓道"，主要是方法论的阴阳对待论。《景岳全书·阴阳》说："凡诊病施治，必先审阴阳，乃为医道之纲领。阴阳无谬，治焉有差。医道虽繁，而可以一言以蔽之者，曰阴阳而已。"我们辨体质类型也不例外，当以阴阳为总纲。

2. 气血

气和血是人体生命活动的物质基础和原动力，但它们又是脏腑功能的体现。

人体的一切生理过程和病理变化无不涉及气血。《素问·调经论》说："人之所有者，气与血耳。"气血在中医学中已经形成一套完整的理论体系，所以辨体必须辨气血之盛衰。气从何来？《六节藏象论》说："天食人以五气，地食以五味……气和而生，津液相成，神乃自生。"《灵枢·刺节真邪》说："真气者，所受于天，与谷气并而充身者也。"杨士瀛《仁斋直指小儿方论》说："人以气为主，一息不运则机械穷，一毫不续则穿壤判。阴阳之所以升降者，气也；血脉之所以流行者，亦气也；营卫之所以运转者，气也；五脏六腑之所以相养相成者，亦此气也。盛则盈，衰则虚，顺则平，逆则病，气者也，非独人身之根本乎？"中医学更将此气具体化，如张介宾《类经》说："钟于未生之初者，曰先天之气；成于已成之后者，曰后天之气；气在阳分即阳气，在阴分即阴气；在表曰卫气，在里曰营气；在脾曰元气，在胃曰胃气；在上焦曰宗气，在中焦曰中气，在下焦曰元阴元阳之气。"这些气都是有特定功能的，这些功能一旦紊乱即进入病理过程。

研究中医学的气，必须同时研究"气化"问题。"气化"是指人体内精微物质的化生及其转化，如"味归形，形归气，气归精，精归化，精食气，形食味，化生精，气生形"。"味伤形，气伤精；精化为气，气伤于味"。中医学把气在人体内的运动形成称为"气机"，即"升降出入"。《素问·六微旨大论》说："出入废，则神机化灭；升降息，则气立孤危。""故非出入则无以生长壮老已，非升降则无以生长化收藏，是以升降出入无器不有。故器者，生化之宇。器散则分之，生化息矣。故无不出入，无不升降。"气与气化是生命的本质所在。

血是什么？血是指经脉中流行的赤色液体，是脾胃中的水谷精微经气化而成的。《灵枢·决气》说："中焦受气取汁，变化而赤是为血。"《景岳全书》说："血者水谷之精也，源源而来，而实生化于脾，总统于心，藏受于肝，宣布于肺，施泄于肾，而灌溉一身。"又说："凡为七窍之灵，为四肢之用，为筋骨之和，为肌肉之丰隆，以至滋脏腑，安神魂，润颜色，充营卫，津液得以通行，二阴得以调畅，凡形质所在，无非血之用也。是以人有此形，惟赖此血，故血衰则形萎，血败则形坏。"从现代人的观点分析，血是由吸入的天气（空气）与摄入的地气（食物、地之五味）在体内化生而成有形的、红色的、行于血管之内的东西；再由血派生而成精、津、液等，它们各有各的特定功能。由于血的重要功能比较直观，故在临床上容易发现，容易研究，结果比较明确，所以古代对血的具体论述较多。此外，还有"女子以血为本""女子以肝为先天"等论述。

至于气与血的关系，中医学认为"气为血帅，血为气母"，血与气是形影不离的，彼此依附的，气旺血亦旺，气衰血亦衰。但人们也看到，二者在病理状态下的程度可以不一致，有时以气病为主，有时以血病为主，这可能是由于五脏功能不平衡所致，但不会只病气而不病血，反之亦然。凡在气血生化与运行过程中产生了轻度的紊乱，即形成病理体质。

体质类型按气血分型主要是气血虚与气血瘀两个主型。倦㿠质是气血不足，或以气虚为主，或以血虚为主。气血瘀是由于气与血的关系紊乱，或因气虚而血行无力致瘀，或是气流本身不畅或不规则而致瘀。

前者如水流缓慢而淤泥下积，后者如水起涡流而泥沙旋沉。凡有瘀之处，均有血供不足。该处脏腑组织细胞必将逐渐出现病损，逐渐由病理体质而质变成疾病。

3. 寒热

寒与冷是一种自然的法则、宇宙的法则、物理的法则，也是人体的法则。

天体的变化、气候的变化、体质的变化以及疾病的反应等都能表现出寒与热两种属性。《易经》有言："日月运行，一寒一暑。"《易经》不讲春秋，只讲寒暑，意思是说宇宙只有冷与热两种对比，是宇宙中存在的一项带有根本性质的对待。

在中医学中，寒热有内外之分，来自外界正常的寒热属六气，异常的寒热则属外邪六淫的范畴。产自体内的寒热，正常的是五脏六腑生理功能的表现；异常的寒热则是人体对邪气作出的防御性反应，严重时则为损害性反应。《景岳全书》说："寒热者，阴阳之化也。""阳盛则热，阴盛则寒；阳虚则寒，阴虚则热。"也有人认为"阴盛"是"寒邪壅阻，机能阻滞"而生寒；"阴虚"是"阴液亏耗，虚阳亢进"而生内热。

我们认为，寒与热取决于人体内全身或局部组织新陈代谢时所产热量之多少及其分布，产热量高于正常范围便是热，低于正常范围便是寒。"气有余便是热，气不足便是寒"，这里的"气"指的是"阳气"。如果热量分布变化局限于一脏一腑，即为一脏一腑之寒热，有时只有此人自己可以感觉出来，而体温表不一定测得出来，尤其是虚寒与虚热。

以寒热两要分体质主要有两型，燥红质属热，迟冷质属寒。

　　病理体质是正常质向疾病转化的过渡阶段，其反应是缓慢的、温和的，一般来说没有真假，但有寒热夹杂，这是由于每个人各脏各腑的代谢与功能相互关系的复杂性决定的。

　　关于寒热的现代研究，请参阅拙著《中医病理研究》及《体质病理学与体质食疗学实验研究》。

4. 燥湿

这是由于脏腑功能低下，体内水谷津液运化机能受阻而使某些代谢过程失常的结果。

　　传统八纲辨证中没有燥湿两纲。唯石寿棠《医原》曾畅论燥湿两气，并将它们并列为"百病之提纲"，称："人禀天地之气生，即感天地之气以病，亦必法天地之气以治。夫天地之气，阴阳之气也；阴阳之气，燥湿之气也。""燥湿为先天之体，水火为后天之用，水火即燥湿所变，而燥湿又因寒热而化也。""寒搏则燥生，热烁则燥成；热蒸则湿动，寒郁则湿凝。是寒热皆能化为燥湿也。"

　　就外在六气而言，他认为："六气风居乎始，寒、暑、湿、燥居乎中，火居乎终。风居乎始者，风固燥、湿二气所由动也；寒暑居乎中者，寒暑固燥、湿二气所由变也；火居乎终者，火又燥湿二气所由化也。"不仅如此，内伤亦然。他说："内伤千变万化，而推至病之由，亦只此燥湿两端，大道原不外一阴一阳也。""外感者，实也，虽虚而必先实；内伤者，虚也，虽实而必先虚。阴气盛，则蒸运无力而成内湿；阴血虚，则荣养无资而成内燥；思虑过度则气结，气结则枢转不灵而成内湿；气结则血亦结，血结则营运不周而成内燥。""气虚甚，者血亦必虚，车无辕轷，安望吸引灌溉？往往始也病湿，继则湿又化燥。阴虚甚者，阳亦必虚，灯残油涸，焉能大发其辉光？血虚甚者，气亦必虚，水浅舟停，焉能一往而奔放？往往始也病燥，继则燥又夹湿。"至于燥湿二气与脏腑轻重如何？他总结说："内燥起于肺胃肾，胃为重，肾为尤重。盖肺为敷布精液之源，胃为生化精液之本，肾又为敷布生化之根柢。内湿起于肺脾肾，脾为重，肾为尤重。盖肺为通调水津之源，脾为散输水津之本，肾又为通调散输之枢纽。"石寿棠的这一理论是对中医病因病机学说之发展，确是创造性的。

津液实是人体内各种正常体液总称，是由饮食通过胃、脾、肺、三焦、肾等脏腑相互作用化生而成的，具有濡养和滋润作用。在脉中组成血的成分，在脉外遍布于组织间隙中。《灵枢·五癃津液别》说："三焦出气，以温肌肉，充皮肤为其津，其流而不行者为液。"《灵枢·决气》说："谷入气满，淖泽注于骨，骨属屈伸，泄泽外益脑髓，皮肤润泽，是谓液。"津液又泛指一切体液及其代谢产物，包括汗、尿、唾液、泪等。如《素问·灵兰秘典》说："膀胱者，州都之官，津液藏焉。"此外，《灵枢·经脉》还有小肠之液、大肠之津等提法。

一旦由于相关脏腑功能失常，津液即逐渐转化为病理性产物，或为湿，或为饮，或为痰，或为燥。脏腑功能失常不是突然而来的，是有一个渐变的过程，在此渐变过程中形成病理体质。津液不足可成燥，有余即成湿，湿凝而为痰。此等病理产物可以化寒化热，又当随个体体质而异。

我们通过现代科学的动物实验发现，形成燥湿除和体液代谢紊乱有关外，更涉及现代医学所说的水与电解质，包括常量与微量元素代谢，以及相关的内分泌腺功能紊乱、激素平衡失调有关。国外体质人类学家曾指出，这些因素都能直接影响到人体的体质与人格状态。

根据我们自己长期的临床观察认为，人体体质确有偏燥与偏湿两种主型，前者为燥红质，属虚；后者为腻滞质，是内湿偏重，多由虚致实，虚实夹杂。

5. 虚实

虚实是中医病理学与诊断学的重要概念。《内经》称："邪气盛则实，精气夺则虚。"又说："邪之所凑，其气必虚。"

在治疗方面特别提出"毋虚虚，毋实实"的郑重告诫。至于虚实的临床表现，在《医学正传》中描写得较为全面："虚者，正气虚也，为色惨形瘦，为神衰气怯，或自汗不收，或二便不禁，或梦遗滑精，或呕吐膈塞，或久病攻多，或短气似喘，或劳伤过度，或暴困失志，虽证似实而脉弱无力者，皆虚证之当补也；实者，邪气实也，或外闭于经络，或内结于脏腑，或气壅而不行，或血留而凝滞，此脉病俱盛，乃实证之当攻也。"此等表现在病理体质时仅见端倪，当不严重，调理得当可以很快消失，在此拟指明三点：

（1）我对上述传统理论所称"精气夺则虚"没有异议，而对"邪气盛则实"则应予补充。我们认为，如果邪气盛而正气虚，此时邪气势不可挡而正气一败涂地是实不起来的；如果正气旺而邪气衰亦是实不起来的，其气不虚，邪不得凑。只有当邪气盛与正气旺相争剧烈之时，至少正与邪旗鼓相当之时才会有实的反应。

（2）从体质类型而言，倦㿠质、迟冷质和燥红质多以微虚为主，腻滞质和晦涩质属微实。邪由内生，但均有某脏某腑先有虚的基础，故多属虚实夹杂。

（3）从病理体质的形成过程而言，其来也渐，气化要有一个过程。辨虚实应该见微知著，重在察"几"。一个医生的水平如何，可在这里反映出来，所谓"上工治未病"。

体质病机论可用图 2-6 概括，并显示其与诊治的关系：

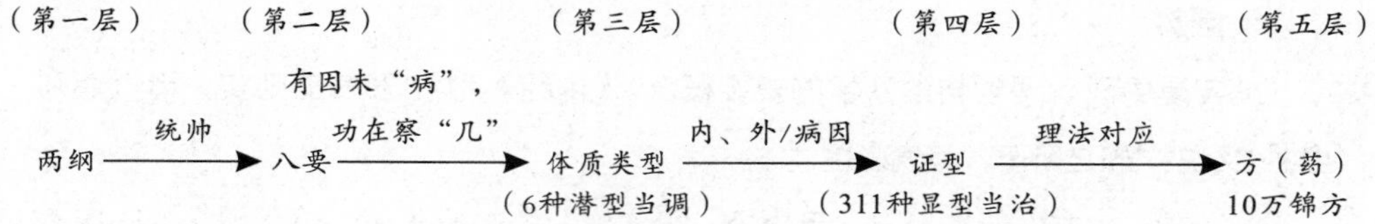

（第一层）　　　　（第二层）　　　　　（第三层）　　　　　　　（第四层）　　　　　　（第五层）

有因未"病"，
功在察"几"

两纲 ——统帅——→ 八要 ——————→ 体质类型 ——内、外/病因——→ 证型 ——理法对应——→ 方（药）
　　　　　　　　　　　　　　　　（6种潜型当调）　　　　　　　（311种显型当治）　　　　　　10万锦方

图2-6　体质病机论概括图

体质病理学及其"两纲八要"的意义如何？均可由此图悟出。

五、放眼将病未病时

中医学的经典古籍《黄帝内经》中有句名言："圣人不治已病治未病，不治已乱治未乱……夫病已成而后药之，乱成而治之，譬犹渴而穿井，斗而铸锥，不亦晚乎。"

但如何才能做到治未病呢？明代名医张景岳也未明言，只是说："祸始于微，危因于易，能预见此者，谓之治未病，不能预见此者谓之治已病，知命者谨于微而已。"将"治未病"转成"谨于微"，虽只一转，却给人不少启发。

读者可能听说过"病来如山倒，病去如抽丝"一说。此话后半句可取，前半句没有说明白，可能产生误导，认为疾病都是突如其来的，难以预测的。其实不然，任何疾病都有一个发生发展的过程，都有一个由健康到不那么健康，即将病未病的阶段，再进入疾病时期。此过程短则几天，如伤风咳嗽；多则几年，如胆结石症、糖尿病；长则几十年，如脑卒中、冠心病。我们把将病未病阶段称为病理体质，人在此时常感种种不适，但经西医学检查的各项指标尚在"正常范围"之内。西医学要等到指标不正常时才诊断为有病，实已晚矣！

我们观察到，在形成疾病之前必有一些"先兆"，先兆可多可少、可轻可重，但一般老百姓因不理解其病理学意义而被忽视。有些医生则认为没有什么"特异性"，习以为常地丧失警惕，延误了时机，直到发病则悔之晚矣。所谓"治未病"，就是在将病未病之时、先兆出现之时，但尚未发展到疾病之时即可进行调治，以截断病变之发展。有时食疗即能解决问题，未病先防的重要意义即在于此。现在和大家谈谈几类常见的、重要的先兆，并略加分析。

（一）面色异常

面色是可以一望而知的，正常人的面色红润而有光泽，作为病兆之面色则是多种多样的。如面色㿠白是脱血夺气，为虚为寒；面色萎黄是湿气内蕴，脾胃有伤；面色青灰是肝郁气滞，气机不利；面色潮红是阴虚内热，虚火上炎；面色灰暗，或是血瘀或是肾虚。正常人的面色应随四季而变，春夏偏红而秋冬略黑，但必须有光泽，润而有神。面色不随四季而变者，即属异常。

（二）神倦乏力

正常人精力充沛，兴致勃勃，有使不完的劲。如果你在安静条件下常感疲劳，站着想坐，坐着想睡，万事提不起精神而力不从心时，应该加以注意，这常为元气不足的表现。如果同时伴有体重下降时，则必须提高警惕，进行全面的体格检查，及早找出原因所在。

（三）身有痛处

正常人只是在高强度体力劳动之后才会感到肌肉酸痛，但经足够时间休息之后即能消失，平时不应该有任何疼痛的感觉。痛是一个警告，不论是游走性的、还是固定的，不论在头、在胸、在腹、在腰，只要经常发生就应该提高警惕。痛的原因很多，如局部缺血、发炎、结石、肿瘤等都可以产生痛。不乱吃止痛药，防止掩盖真相。中医学称"不通则痛，通则不痛"，往往经气不通之处，常为疾病发生之所，应及早检查。

（四）大小便失调

大便经常秘结，不要小看，这是先兆。经消化食物在肠道内积滞，必然发生酵解腐败，产生很多有毒物质，如氨、硫化氢、吲哚等，这些分解产物经肠壁微血管吸收入血而引起"自体中毒"，轻则四肢倦怠、食欲不振，重则导致心血管系统及中枢神经系统损伤，可见心悸、头痛、目昏、注意力不集中、烦躁等。故人称"欲得长生腹中清""大便一通，百病轻松"。大便溏薄也是一种先兆。当然，偶尔饮食不节，或一时受寒，一泻而过者不在此例。西医学有时诊断为"慢性结肠炎"，但往往久治无效。中医学则称为"泄泻"，多为脾肾阳虚，营养不良、骨瘦骨弱是常见的。便溏虽不是病，却是多种疾病的诱因。如若腹泻与便秘交替要警惕肠结核病，或消化道肿瘤。小便或多或少，或浊或黏都是人体新陈代谢异常的表现。经常黄而少为内热，过于清而长为内寒。至于大小便见血，则已不是先兆而是病证了。

（五）怕冷怕热

正常人冬天怕冷，夏天怕热是生理现象。反之，如果夏天怕冷是命门火衰，冬天怕热是阴虚阳亢；或在冬天特别怕冷而夏天却特别怕热，则为气阴两虚，均属异常，都应该调整其体质。

至于反映在脉象和舌象上的先兆，请参阅体质诊断学。最后引清代名医王清任《医林改错》中的一段经验之谈作为本文之结束。他在"半身不遂论叙"中有一节"记未病前之形状"，说："每治此症，愈后问及未病以前之形状，有云偶尔一阵头晕者，有头无故一阵发沉者，有耳内无故一阵风响者，有耳内无故一阵蝉鸣者，有眼皮常跳动者，有一只眼渐渐变小者，有无故上嘴唇一阵跳动者，有上下嘴唇相凑发紧者，有睡卧口流涎沫者，有平素聪明忽然无记性者，有忽然说话少头无尾、语无伦次者，有无故一阵气喘者，有一手常战者，有两手常战者，有手无名指每日一时屈而不伸者……有心口一阵气堵者……皆是元气渐亏之症。因不痛不痒，无寒无热，无碍饮食起居，人易于疏忽。"

事实上，上述种种现象都是脑部已有不同程度缺血的表现，是介于健康与疾病之间的过渡阶段，我们称之为"病理体质"，及时纠正病理体质即是"上工治未病"的具体体现。

Ⅲ

病理体质诊断学

体质诊断学是体质学与诊断学交叉而成的一门学科，专门研究辨认体质类型的方法。目前体质诊断学的主要手段仍限于临床直观的、传统中医学所习用的望、闻、问、切，但其重点在于研究与体质类型直接有关的临床表现。

一、病理体质分型学说

传统的西方体质人类学与《灵枢》都没有提出过病理体质及其分型问题。我曾于1977 年根据中医临床诊疗的实践经验，将人类体质分成六大类型。其中一型为正常体质，五型为病理体质。如表 3-1 所示。

表 3-1　体质病理学分型及其临床特征

体质类型	临床特征
正常质	舌象正　脉有力　二便调　口微干　耐寒暑　胃纳佳　面色润泽　体壮力强
晦涩质	舌质青紫　脉沉涩缓　身有痛处　痞闷作胀　丝缕斑痕　肌肤甲错　眼眶暗黑　口唇色暗　肤色晦滞
腻滞质	舌苔腻　脉濡或滑　胸满昏眩　口干不饮　大便不实　身重如裹　口甜黏　中脘痞满　体形肥胖　面色萎黄

体质类型	临床特征
燥红质	或无苔 舌红少苔 脉细弦数 耳鸣耳聋 饮不解渴 喜凉饮 五心烦热 少眠心焦 尿黄短少 内热便秘 口燥咽干 形弱消瘦
迟冷质	有齿印 舌淡胖嫩 脉沉迟无力 喜热饮 耳鸣耳聋 夜尿清长 大便稀溏 肌冷自汗 唇淡口和 四肢冷 形寒怕冷 面色不华 形体白胖
倦㿠质	舌质淡 脉细弱无力 月经淡少 手脚易麻 动辄汗出 子宫下坠感 脱肛感 心悸健忘 乏力眩晕 气短懒言 面色㿠白

（一）正常质

体壮力强：是指形体肥瘦适中，男性肌肉强壮，女性皮下脂肪适中，不过肥、不过瘦。这一点很重要，因为它提示着身体内分泌系统是否协调。雄性激素主管肌肉，雌性激素主管皮下脂肪。现代女性过分追求"苗条"属不符合科学的、矫枉过正行为。

面色润泽：是指面色滋润，红白适中，细腻而有光泽，神采奕奕。可以十六七岁花季的健康青少年的面色为标准，如果三十岁左右的人面色仍能和他们一样，就算上乘。可惜目前比较少见，这是养生无道的结果。

耐寒暑：冬天不怕冷，夏天不怕热。

口微干：整天不喝水属不正常，整天想喝水也不正常。正常人口微干而稍想喝水。一般而言，上下午各喝 1 杯就差不多了。当然，每个正常人之间仍有些差异，不能一概而论。

 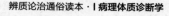

二便调：大便每天 1 次，或隔天 1 次，不干不稀，成条状，畅通无阻。小便每天 3 ~ 4 次，色微黄而清，畅通无阻，不痛不涩，尿后无余沥不尽感。无夜尿，60 岁以上者夜尿 1 次也属正常。

胃纳佳：胃口好，不厌食，看到食物不讨厌；不贪食，不是吃饱了还想吃；不易饥，不到开饭时间不饥饿；不易饱，不是稍食即饱胀而嗳气多。

脉有力：中医脉学非常深奥，二十八脉、三部九候，恐怕很快即将失传。在心平气和的状态下，其脉不浮不沉、不迟不速、不过强过弱、不弦不濡、不紧不涩，寸关尺浮取、中取、沉取各得其宜。

舌象正：舌质和舌苔的表现都在正常范围之内。舌苔不厚不光、不滑不腻、不燥，苔色白而不黄、不灰、不黑。舌质胖瘦适中，不萎缩、不肥大、不振颤、不歪斜；颜色正红，不淡、不过红、不绛、不瘀，舌边无排排齿印，舌尖无点点红蕾。

（二）晦涩质

肤色晦滞：皮肤无光泽如蒙尘埃，尤以面色暗黑为著。

口唇色暗：双唇色紫，尤以唇缘为明显，有时呈斑状。

眼眶暗黑：中年妇女眶暗者尤为多见，上下眼睑也呈紫黑色，或深或浅。

肌肤甲错：皮肤粗糙，落屑，干燥，甚至如鱼鳞状。手指甲或足趾甲增厚，变硬，状如石灰，刮之不去；稍轻者则甲面高低不平，有条状或点状白色花纹。

丝缕斑痕：这是重度晦涩质的表现，一般都已接近或已经进入疾病阶段，即面颊上有扩张的血丝，手压之即退，手一放开血丝重又出现，有时身上也有。这里要指出的是，中年妇女大腿皮下常见的丝丝静脉是正常的，不要误认为丝缕而紧张起来。瘢痕是严重受伤后之大块瘢痕，如果经常作痛或迅速增大者当引起重视。

痞闷作胀：胸闷，常见胃脘部饱胀难消，小腹时胀时消，按之不适。

身有痛处：头、胸、双胁、腹、小腹、背、腰、四肢等部位有固定的疼痛，或如气胀，或如针刺，时时发作。

脉涩沉缓：脉浮取、中取都摸不到，沉取才缓缓而来，犹如轻刀刮竹。

舌质青紫：全舌发青，或点点紫色。轻者时有时无，或块块紫斑；重者常存，不褪不散。

（三）腻滞质

面色萎黄：色黄如姜，尤其在鼻翼旁及口唇四周。

形体肥胖：亦有不胖者。

中脘痞满：中脘在胸骨剑突下如手掌心大小处，称为中脘。此处经常饱胀，有时像有"包块"，但不固定，时有时无。

口甜黏：口中发黏，尤其在早晨；经常有甜味，尤其在饭后。

二便异常：大便不成形，日一二次或二三次不等，有时伴有腹胀。尿常混浊，多泡沫。

口干不饮：口常干而不想喝水，即使喝水也不解决问题。

身重如裹：一身不舒服，像有紧身衣捆着，肌肉发胀，乏力，不想动。

胸满昏眩：胸中如有东西堵塞，呼吸不畅，或有痰。昏是头昏，眩是目眩，整天如在云雾中，有时可有恶心欲吐。

脉濡或滑：脉管边缘不清，脉来不畅，按之无力；有时可见滑脉，来去流利，如盘走珠。

舌苔多腻：或厚或薄，或黄或白，甚至灰黑；常滑润，多唾液覆盖舌面，偶见干燥少津者。

（四）燥红质

形弱消瘦：人瘦，皮肤呈深色，面色也以深红者为多见。目光有神，动作敏捷而性急，面色过红，唇红，鼻红，牙龈红，偶见牙龈出血。

口鼻咽燥：口干多饮，饮不解渴；咽干咽痒，夜半尤甚；鼻易干。

内热便秘：大便呈栗子状，几天一次，甚或一周一次，长年累月而难愈，多伴痔疮。

尿黄短少：尿色黄，尤其是晨起第一次小便多黄，白天喝水多时则尿清，喝水少则尿黄，少见夜尿者。

少眠心焦，五心烦热：双手心、双足心、舌心烘热；心急，心烦，多动，多思，易失眠，易惊醒，易发怒。

喜凉饮，饮不解渴：爱喝凉水，不爱喝热茶，但饮不解渴。

耳鸣耳聋：耳鸣或高音，或低音，或如蝉鸣，或如风声，或轻或重，时有时无。耳聋者，多见于年过 60 岁者。

脉细弦数：脉数五至，心情急躁不舒畅者兼见紧脉。

舌红少苔：或全舌光滑无苔如镜面，或斑驳如地图状，边缘分界清楚，但不整齐；或形如鸡心，舌中心红而无苔，其四周仍有薄苔，或白或黄。

（五）迟冷质

形体白胖：形体可胖可不胖，虚胖者时可见到。

面色不华：面少血色，白中常发青且少光泽。

形寒怕冷：人体好蜷缩，四肢冷，手足冰凉，夏天好过，冬天难熬。

唇淡口和：口唇色淡，不口渴，不想喝水。

肌冷自汗：容易出汗，汗出后皮肤多凉。

大便溏稀：大便次数多，不成形，溏如鸭粪，尤其是早晨鸡鸣时大便急，一泻为快。

夜尿清长：夜尿三四次，且尿量多而色清如水。

耳鸣耳聋：耳鸣多年。耳聋也多见于年过 60 岁者。

喜热饮：自知不能喝凉水，冷饮一喝即胃痛、腹痛或腹泻，喝热水后全身舒坦。

脉沉迟无力：一息少于四至，重按才能摸到，再按即无，右尺更为明显。

舌淡胖嫩，舌边常有齿印成排。

（六）倦㿠质

面色㿠白：面色淡白而无光泽。

气短懒言：气短不是气促，而是有气无力，声不远扬。不愿多说话，多讲易疲劳。刚开始时声音还可以，但越讲声音越低。

乏力眩晕：稍一劳作即感乏力，头晕目眩，脑中一阵空白，但一晃而过。

心悸健忘：心慌，常见心律不齐。记忆力下降，略年长者可见转身即忘。

脱肛、子宫下坠感：总觉得内脏下沉，但并未下坠到有需要托一把的感觉。

动辄汗出：不动不出汗，稍一劳作即汗出，但不觉热，如若解衣即易感冒。

手脚易麻：肢体稍一搁置即发麻，并非受压过久而致血脉不通之故。

月经淡少：经血色淡，经量较少，二三天即净。或者相反，经色不淡，经量增多，八九天才净。

脉细弱无力：其细如丝，重按即无。

舌质淡：舌质往往淡而薄或软，舌苔多薄白。

综上所述，每个人的体质都有其特殊性，天下没有两个完全相同的人。几千年来，中医辨证施治的经验从宏观上证明了这一点，现代基因研究则从微观上证明了这一点。业已证明，上述六种主要体质类型的分型标准对黄种人、白种人和黑种人均适用。

不少读者读了上文后可能仍会产生疑问，好像各型证候中都有一二点，不知自己究竟属于哪一型。对此，辨质时要掌握以下几个关键：

（1）面色特征非常重要：是润泽、过红、过白、苍白、晦暗或萎黄。如果自己对着镜子还确定不了，可以与旁人一起商量斟酌。

（2）舌象也很重要，注意上文的描述，也可以经常对着镜子多观察、多比较，早晚舌象不同，选一天之中变化不大的为标准。

（3）反思自己最突出的主观感觉，如特别乏力，或内热特别重，或特别怕冷，或身上有固定的疼痛，或中脘部特别饱胀，或大便特稀、特干，或夜尿特频等。注意"特别"二字，即能得其要领。

（4）其他一般性的不特别突出的感觉也应参考，程度不同，其重要性也不同，但不能抓住不放，不能将次要的作为主要的。

（5）以上四条原则自己反复推敲观察，即能判定自己的主要体质类型。然后再考虑兼夹类型，兼夹类型是第二位的。至于饮食宜忌则先按主要类型而定，先纠正主型，再纠正第二型、第三型。不要急于求成，以免欲速而不达。如能请中医专家指导，即可迎刃而解，调整体质当无困难。

此外，对表3-1中分型原理再做以下几点说明：

（1）我们这个分类法与医学史上所有分类法都不同，它不是按单个指标作为分型依据的，而是综合性的。上述体质的分型是以临床所见宏观的形证脉色之特征为依据的，是以临床机能变化为主，结合形体结构与代谢特征分型的。在生理情况下，应用这种分型可以及早采取措施，纠正某些不良倾向性，以增强体质，预防疾病。在病理情况下，应用这种分型进行辨质，就能够在错综复杂的病情中辨别出患者的体质特征。如能参照用药之体质宜忌，便能获得更全面的诊断和更恰当的治疗。因此，这种体质分型是与八纲辨证、六经辨证、脏腑辨证、卫气营血辨证、三焦辨证等密切相关而又有区别的辨质纲领。本型的原理请参阅"两纲八要论体质"部分。

（2）在以上论述中，我们的提法是"易亏""易衰""易阻""易虚"和"易盛"，这是表明在生理情况下的体质类型，并未进入病理状态。"易"，表示这种体质在发病前是一种潜在的倾向性，如大便易秘易溏、人易倦、舌苔易腻等表现一般并不算病态。一旦得病后，则上述表现常可转甚，同时兼见其他特征，此时即转为"已亏""已衰""已阻""已虚"和"已盛"了。我们遵循辩证唯物主义的原理来认识生理与病理过程，认为二者之间没有不可逾越的鸿沟，二者是可以转化的，量的变化到一定程度即可引起质的变化。正常生理情况下的体质可以视为一种潜在因素，一旦生病，这种潜在倾向性即将结合着疾病而显现出来。

（3）必须指出，任何分型都是带有模式性的，临床所见往往不是单一的类型，而有交错与夹杂。就临床所见，阳虚者可以夹湿，阴虚者也可以夹湿。湿者可以寒化呈寒湿之象，也可以热化而现湿热之征。血瘀可以因于寒，也可以因于热。如此等等，都可以交叉出现。总之，当不出上述六大类型。

（4）上述体质类型必定具有微观的代谢、机能和结构上的特殊根据，是有规律可循的。这将是体质病理学今后必须深入研究的任务。

（5）确定每个人的体质类型之后，能够预测此人在一定情境中，可能对既知病因作出什么反应及其在病程中的倾向性。研究个体体质学的目的，在于提示人类个体之间在正常生活过程中及患病时产生差异性的规律。掌握这些规律不仅有利于人类的健康，而且能为改造人类自身的体质提供理论根据及具体措施。

临床实际所见并非每个人都同时出现上述现象，有时仅见一、二项主要表现即可作出判断。因此，我于1993年开始按下述简化标准进行辨质更切实用，更具先兆性。其中单一征象都不足以构成病证，但可预示质型（表3-2）。

表 3-2　体质病理学分型及其临床特征简化表

	晦涩质 BST （瘀体）	腻滞质 GST （湿体）	燥红质 DRT （热体）	迟冷质 SCT （寒体）	倦㿠质 TPT （倦体）	正常质 NBT （常体）
1	面色晦暗	面色萎黄	面色红赤	面色苍白	面色㿠白	面色红润
2	唇眶色暗	胸胃饱胀	口燥咽干	形寒怕冷	乏力眩晕	胃口好
3	体内包块	痰多带下	内热便秘	夜尿多	月经淡少	不怕冷热
4	痛有定处	口干不饮	尿黄短少	喜热饮	手足易麻	大小便好
5	舌青紫	舌苔腻	舌红少苔	舌淡齿印	舌质淡	舌象正

体质类型是复杂的。上面所描述的六种体质类型是六种典型模式。事实上，越典型的临床越少见，越不典型的则越多见。换句话说，每个人的体质很少是单纯的，往往是复合型的。所谓复合型，是指两种或两种以上的体质类型同时存在，只是轻重不等而已。例如迟冷质与腻滞质、燥红质和晦涩质并存等。虽然两者并存，但其中必有一个主要的，另一个是次要的、夹杂的；也有可能其中一型是先导的，而另一型是继之而来的。如由于迟冷质之虚寒在先，由于阳不化湿以致寒湿内留而兼见腻滞质。这种情况可用温阳化湿而一箭双雕，可以同时纠正两种病理体质。又如腻滞质合晦涩质，如夹寒（SCT、TPT），可见舌紫、苔腻，用温阳、化瘀、祛湿或益气化瘀祛湿（再分上中下三焦）治疗。如夹热（DRT），

50

可见舌绛、苔黄腻，用清热、化瘀、祛湿（再分上中下三焦）治疗。

其复杂性的另一种情况是亚型。例如倦㿠质的基本病机是气血两虚，这是典型的。另一种同样属于倦㿠质，但可兼见气阴不足的现象，如见虚热、虚烦、冬天怕冷、夏天怕热等现象；其病机是由于元气下陷引起相火作祟，是倦㿠质的一种亚型，正如李东垣所论述的"元气与相火不相立"，当用甘温除热法治之，元气补足后，阴火自然消退。当然这两种类型的主要根源是一样的，即元气虚，但一是气不摄血、气不生血或血不载气、血不生气；一是元气不足、下陷而相火妄动。但两者治疗都可以用补元气的方法加以调理而愈。

其他亚型如表3-3。

表3-3　其他亚型举例

倦㿠质	气血两虚—舌淡—气血双补
	气阴两虚—舌虚红、少苔—益气养阴
腻滞质	寒化—舌淡苔腻—温化寒湿（上中下三焦）
	热化—舌红苔黄—清热祛湿（上中下三焦）
晦涩质	寒化—舌淡紫—温阳化瘀
	热化—舌绛—凉血化瘀

"体质类型是可变的"包含以下两种含义：一是指病理体质与正常质之间是可以转变的，调理得法可以使病理体质回归到正常质；反之，生活方式不当则可由正常质变成病理体质，体质食养的积极意义正在于此。二是指病理体质之间也可以相互转化，如迟冷质多进、久进热食、热药后可以转化成燥红质，反之亦然；腻滞质者误用热食、热药或过用化湿利湿之品可以伤阴而兼见热象，舌苔也可以从白腻而成鸡心舌或地图舌。因此，在用药或进食调整病理体质时必须掌握以下两条基本原则：一是应该持之以恒，因为体质是相对稳定的、难变的；另一是应掌握分寸，不宜过度，因为

体质类型是可变的，是会相互转化的。

二、病理体质诊断方法

中西医诊断学的范围十分广泛，内容十分丰富，方法十分复杂。在此，只就与体质诊断直接有关的部分略予介绍。下面先介绍五个主要诊断原则，即整体性原则、相对稳定性原则、抓特有的"体质要素"原则、望而知之的直觉诊断原则和"审质求因"的原则。

1. 整体性原则

国外体质学说常常根据某项或某几项指标以确定体质类型，有的以血糖为标准，有的以皮下脂肪为标准，有的以植物神经的功能为标准。本书所指出的体质分型是以整体性的综合性反映为前提的，因此，它不是定位于一二个指标之上，而是定位于"型"之上。整体性原则还反映在机能、结构、代谢的统一性上，即确定某个人的体质类型时，既有功能性指标，又有结构性指标，还有代谢性指标。这个原则是与其他体质学说显著不同的。

2. 相对稳定性原则

这是指作出体质诊断之依据必须以长时间的、相对稳定的现象为主要依据，如发热主要是自觉的、长期的、一年半载以上的低热，而不是近期内骤起的突然发热。如便溏应是长年累月的表现，必须与一时性的腹泻相鉴别。这是与其他辨证方法不同的地方。

3. 抓特有的"体质要素"原则

能反应体质状态的临床现象很多，它们的意义不是等同的，而且在不同个体中的意义也是不同的，必须抓住体质要素以确定体质类型，否则将漫无边际，无从入手，请参阅"体质要素理论"。

4. 望而知之的直觉诊断原则

这是中医诊断学的独特技艺。《医原》曾引春山先生所言："人之神气在有意无意间流露最真，医生静心凝神，一会即觉，不宜过泥，泥则私意一起，医者与病者神气相混，反觉疑似，难于捉摸。此又以神会神之妙理也。"这种诊断法是最困难的，也是最精妙的。这是东方哲学的精髓所在。

5."审质求因"原则

一旦体质类型确定之后，仍应进一步探讨此人体质形成的缘由，同样有"审质求因"的问题，这与"审证求因"有相似的思维过程与临床诊疗要求。我们可结合人类发生体质学与病理体质形成的原理，追溯其原因，判定何者是体表直观性体质要素，何者为深层根源性体质要素，分析遗传因素及环境因素在此人身上孰轻孰重，然后权衡轻重，决定调治方案。这些原则对临床医生提出了较高的要求。

（一）望诊

望诊是运用医生的视觉，直接观察被测试者全身各部位的神、色、形、态，然后作出判断的过程。古人对望诊一向较为重视，将它列为四诊之首，并赞曰"望而知之谓之神"。实质上，望诊涉及十分复杂和深奥的形象思维与视觉的生理心理学问题，这是《易经》象论在中医学中的反映。

1. 望神色

目前，辨体质在很大程度上要借直觉的望诊及其相应的测量以收集第一手材料。在此，分两大部分来介绍，先谈一般望诊，并把神、色、形、态的基本理论作一概述。

神，指"精神""神气"。神乃来源于水谷，变见于气血，正常质者精神旺盛，两目光彩，神采奕奕，矫健轻捷；倦㿠质者，往往神疲乏力，没精打采，站着想坐，坐着想睡。

色，统指各种色泽。它是脏腑气血的外荣，亦是体质的重要表现。色和泽是有区别的，色是指青、黄、赤、白、黑等颜色，泽是指荣润、枯槁、鲜明、晦暗等光彩而言的。在辨别体质时，色和泽应结合起来进行分析。正常质者，其色红润有光，有神气；倦㿠质者，面色㿠白；燥红质者，常见两颧潮红、唇红而燥；迟冷质者，面色常见浅白而偏灰；晦涩质者，每见面青，晦暗无光又无泽。《素问·脉要精微论》："赤欲如白裹朱，不欲如赭；白欲如鹅羽，不欲如盐；青欲如苍壁之泽，不欲如兰；黄欲如罗裹雄黄，不欲如黄土；黑欲如重漆色，不欲如地苍。"总之，要有鲜明的光泽，而不能呈晦暗无光，如蒙上一层死灰。晦涩质者，多见如赭、如盐、如兰、如黄土、如地苍之色，这些灰暗无光泽的颜色往往反映着人体新陈代谢发生了严重的障碍，因此其预后都属不佳。

2. 望形态

形态，"形"是形体，"态"是动态。望形态对辨体质甚为重要，首先可以从外表推知其脏腑特点和气血盛衰。如"肥人多中风，瘦人多劳嗽"，这是因为肥人形厚气虚，气虚则难以周流，以致郁滞生痰，痰壅则气塞成火，故多暴厥。瘦人阴虚，血液衰少，相火易亢，故多劳嗽。倦㿠质者，每多瘦弱妖嫩，弱不禁风；腻滞质者，则见形体虚胖，似肿非肿，似膏非膏。迟冷质者，行动迟缓，爱动不动，欲言犹止；燥红质者，往往神经过敏而动作迅速，每见烦躁不安、喋喋不休。正常质者，形体健壮，肌肉丰满，不卑不亢。这说明从观察体态的异常，可以了解到脏腑的病变情况。

望衣着，天未寒而重衣在身必体寒，多见于倦㿠质与迟冷质；天已凉而仍翩翩单衣必体热，易见于燥红质者。

3. 望头面

（1）望面部：如果五脏安和，则其所蕴之精华皆现于面，而显其正色；有了病变，其病色也将在面部反映出来。这是中医望诊独特之处。各型体质也必将在神色上反映出来。

面色㿠白，为虚为寒。凡脱血夺气，亡津液，其面部皆呈㿠白色，纵有火色发热，亦多为虚火。倦㿠质、迟冷质多见面色不华。

面色黄，为湿、为热、为虚，并有明暗之分。夹热则色鲜明，夹湿则色昏滞。淡黄、萎黄，为内伤脾胃，多见于倦㿠质者。黄而肥盛，胃中有痰湿，多见于腻滞质者；黄而枯癯，胃中有火，可见于燥红质者。面色黄而湿滞，如赭如土者，多见于瘀血内停者，可见于晦涩质。

面色青，多见于晦涩质者。肝郁气滞，血脉不和，气机不利，均可见面现青灰色。妇女血瘀痛经、月经不调者亦可见此色。

面色黑，为寒。熏黑之色，可见于迟冷质者。又瘦人多火，面色亦可苍黑，可见于燥红质者。此时不能误诊为寒，当参脉舌以辨。

面色赤，燥红质者常见潮红，午后颧赤；迟冷质者，面颊亦可呈现浅红色，其色较淡，犹如浮薄之晚霞，有时面赤如妆，嫩红带白而游移不定。

面浮、面肿，浮与肿是不同的。浮者多因劳倦伤脾，脾肺阳虚，运化失常，而面目虚浮，往往无痛无热，此为正气不足，其形必虚软，其脉必虚弱，多见于倦㿠质与迟冷质者。老年人眼袋虚浮则与下睑皮肤松弛有关。肿是皮下水液积聚，是病不是质。

（2）望目部：石芾南说"人之神气，栖于两目，历乎百体"，是符合临床实际的。如果一个人的神气旺盛，则两目光采、运动灵活、奕奕有神；反之，如果一个人神气衰微，则目无光采、呆滞少动、萎靡不振、垂头丧气。前者常为正常质的一个指标，后者则见于倦㿠质、迟冷质者，往往提示着生活能力已有所下降，这在临诊时往往一眼就可以判断的。腻滞质者，常见眼胞上下有如烟煤。晦涩质者，眼圈常呈暗黑色。常年失眠与妇女肾虚带下者，眼圈也可呈现此色。燥红质者常诉目视不明，昏暗不清，而且分泌物较多。倦㿠质者往往目胞浮肿。

（3）望鼻部：鼻色白者，多为气虚或亡血，多见于倦㿠质者。燥红质者，多见鼻孔干燥，有痂，甚至可见鼻衄；肺热者多见酒渣鼻。

（4）望口唇：脾开窍于口，其华在唇四白，所以口唇的变化，大多与脾胃功能有关。唇淡口腻者，多见于腻滞质及迟冷质。唇淡而白者，为气血偏虚之候，多见于倦㿠质。唇红干燥有裂者，为津液不足，多见于燥红质。唇色红紫略暗者，为晦涩质常见之表现。

（5）望舌和苔：舌指舌体本身，苔指舌面的苔垢。辨舌与苔是辨体质极为重要的客观体征，也是进行鉴别诊断之要点。

在病理体质中，舌与苔都可见到相当特征性的表现。

辨舌之形态：舌体宜柔和，不宜强硬。柔和为气液自滋，强硬为脉络失养。如浮而肿大为胀，其因或由水浸，或由痰溢，可见于迟冷质、倦㿠质或腻滞质。薄而瘦小为瘪，其因或由心虚，或由血微，或由内热消烁，可见于倦㿠质或燥红质。

辨荣枯老嫩：燥红质之舌常干枯少津。迟冷质及倦㿠质者多见舌质浮胖娇嫩，或伴有齿痕。

辨舌质颜色：舌红主热。燥红质者内热较甚，故舌常呈红色，或为全舌红，或为舌尖红，或为舌边红，或为舌心红。若光红柔嫩无津之镜面舌，见于燥红质之伤津较重时。若淡红少色，为心脾气血素虚，多见于倦㿠质。若色淡而嫩胖，则为迟冷质常见之舌象。绛舌，绛为深红色，为阴虚内热之甚者，多见于燥红质。若绛而光亮为胃阴将亡；若色绛而不鲜，干枯而萎为肾阴将涸；若舌绛而上有黏腻，似苔非苔，此为中夹秽浊之气，这是燥红质兼夹腻滞质，此象在临床上并不少见。紫舌，舌紫而色暗晦，为瘀血蓄积之象，或为全舌呈紫色，或为瘀点散在舌面，或为瘀斑局限于一处。这是晦涩质特有的体征，往往凭此象可以确诊。

辨舌苔：白滑黏腻之苔，多为湿盛，可见于腻滞质。舌白嫩滑，刮之明净，是属里虚寒，多见于迟冷质及倦㿠质。薄净少苔或无苔，常为阴伤之象，多见于燥红质。灰苔甚至黑苔若无高热之症，则多属阴极似阳，为严重之里虚寒，多见于严重之迟冷质者。

辨润燥腐腻：燥红质之苔燥，腻滞质之苔腻，是辨此两种体质之要点。腻苔须与腐苔相鉴别，不能混淆。腐苔呈松厚的，揩之可去，为正气将欲化邪之苔；腻苔是板滞的，揩之不去，为秽浊之邪未化之苔。吴坤安已经注意到了不同体质在舌苔上的差别，他说："脾胃湿热素重者，往往经年有白厚苔，或舌中灰黄。至有病时，脾胃津液为邪所郁，或因泻利，脾胃气陷，舌反无苔，或比平昔较薄。"腻滞质者，往往可见此象。又说："其胃肾津液不足者，舌多赤而无苔，或舌尖边多红点。若舌中有红路一条，俗称鸡心苔，血液尤虚。"燥红质者多见此象。热药伤阴之时及除湿药用过病所时也可见此舌象。

舌象与体质、病机、治法的关系归纳如下表 3-4。

表 3-4 舌象与体质、病机、治法关系归纳表

体质类型	舌			病因病机	治法
	质	苔	两纲	八要	
正常质	正红	薄白	阴阳和平		平补阴阳强质法
迟冷质	淡齿印	薄白	阳不足	虚、寒	壮阳祛寒温质法
倦㿠质	淡	薄白	阴阳两虚	虚、寒、气血两虚	益气生血健质法
燥红质	红	少或无	阴不足	燥、热、虚	滋阴清热润质法
腻滞质	正红	腻	阳不足	湿、实、虚	除湿化滞利质法
晦涩质	紫点斑	薄白	阳不足	血、实、气血瘀滞	行血消瘀活质法

对上表再作如下说明：

（1）中医古籍中对舌象的描述非常精细，但有时失之烦琐。本表将舌质与舌苔简要化了，运用形象思维与直觉思维"望而知之"，用于辨别主要体质类型。可在此基础上再参阅传统察舌经验，逐步深化。

（2）体质有复合型与亚型，它们同样反映在舌象上。如倦㿠质夹晦涩者，舌质呈淡紫色；燥红质夹晦涩质者，舌质多绛；迟冷质夹腻滞质者，舌质淡而舌苔白腻；燥红质夹腻滞质者，舌质红而苔黄腻，时或见黄苔。对此可以举一反三。

（3）以舌象为入口辨明体质，然后结合整体表现推断病因病机，并由此决定治则治法、选方遣药而获效。

4. 望指甲

凡气色白而消瘦，指甲鲜红者，为气虚有火，可见于倦㿠质；指甲色淡，或苍白者，均为血虚有寒，可见于倦㿠质，亦可见于迟冷质。指甲红而掌心热者，可见于燥红质。指甲高低不平，粗糙而裂，或指甲与皮肤交界处色深晦者，常见于晦涩质，常表示末梢血液微循环障碍。

指甲为四肢的末端部分，表面为一层角质覆盖，其下即为疏松结缔组织，具有丰富的毛细血管。指甲根部与皮肤交界处的毛细血管也很丰富，通过指甲的观察可以测知气血之盛衰及新陈代谢之变化。因此，某些体质类型可以在"爪"指印上反映出来。

5. 望二便

人体之新陈代谢集中地反映在饮食与二便上。因而，凭此可以判断每个人的健康状况。

如中气不足者，可见便溏如鸭粪，此种大便可见于倦㿠质与迟冷质。老年气虚不足以推舟者，便秘难解，努责而肛脱者亦不少见。中年以上之迟冷质者，可因脾肾阳虚而见五更泄泻。燥红质者，因阴津内耗，数天一解，多便秘如羊粪状。腻滞者，因体内湿甚，亦多便溏不实。

小便之正常变异范围较大，如春夏气行于外，故汗多而尿少、色常偏黄赤；

冬秋气收于内，故汗少而尿多、色常偏清淡。饮多时尿淡，饮少时尿深，此其常也。

尿黄当细加鉴别，不能一概以火热论之。就体质类型而言，燥红质者，尿偏黄而少；倦㿠质与迟冷质者，尿偏清长而多；迟冷质者，多见夜尿频频。腻滞质者，尿中可见混浊如米泔或滑腻之物，有时可见沉淀析出。至于尿前尿后见"白淫"者，多因思想无穷，所愿不得，意淫于外，入房太甚所致。见之于燥红质者，多因相火偏亢；迟冷质者，则因精关不固。少数腻滞质者可因饮酒厚味，湿热下注扰动精室而致遗滑。

6. 望经带

经带是妇女健康与否的重要指标。

凡经带正常者，常为无病，即使发病亦轻。经带异常者，常为有病，且妇女病久迟早将累及经带。因此，辨别体质类型必参望经带。据我们观察，倦㿠质者经血色淡清稀，其量多少不一，或一月多、一月少。燥红质者，色紫，或深红、量多且黏稠，经出可感一股热流涌出；晦涩质者，经色紫黑而常有条块；迟冷质者，经色暗红而量少，但亦有量少、色淡、质清稀者；腻滞质者，色黄混浊。

带下，正常质者白带不多，月经中期以后逐日略有增加，色淡白无臭，经来之后即明显减少。倦㿠质者，见带下绵绵，但多为色白无臭，如涕如唾之物。腻滞质者，多见滞下混浊或微黄或色白如米泔，略有腥臭。燥红质者，带下淡黄且较黏稠。迟冷质者，带下清冷、量多，终日淋漓不绝。鉴别带下之为体质性的，还是病证性的，其要点在于量之多少及有无其他伴随病状。如量不多而无其他明显不适者为体质性，反之则为病证性的。其中由量变到质变之理是不难理解的。

（二）闻诊

闻诊包括耳闻与鼻嗅两个方面。凭耳闻辨体质，需要精心体验。辨体质重在听语言、情态和闻呼吸。

内伤不足者，口鼻中气短，少气不足以息，困倦不欲言，语言先重后轻，气怯声低。短气是指呼吸虽数而不能接续，似喘而不抬肩，似呻吟而无痛楚，呼吸急而无痰声；少气则由于脏气不足，表现为呼吸微弱、言语低微、不能报息。倦㿠质者，当然不会如久病体衰者那么严重，但少气懒言，语言先重后轻的现象在临床上确是常见的。从语言情调还可以推断情志的变化，如"喜感于心，则其发声必悦心散；怒感于心，则其发声必忿急而厉，哀感于心，则其发声必悲凄；乐感于心，则其发声必舒畅而不迫；敬感于心，则其发声必正直而肃；爱感于心，则其发声必温柔以和。医者在临床之际，于此能够比类而推，熟悉了不病的声音，也就可以认识有病的声音了"。燥红质者，往往话多而烦，急促、易怒。迟冷质者，语言迟缓而欠热情。闻诊与色脉合参，有助于辨气质。

气味之辨，意义不如耳闻，常不足为辨体质主要根据。

（三）问诊

问诊对辨明体质占有十分重要地位，因为很多辨质依据只有靠问诊才能收集到。通过问诊主要达到两个目的：一是询问现时表现是一贯性的，还是一时性的，以确定是否属于体质性的；二是进行审质求因，以便找出其形成病理体质之原因，然后采取适当的治疗措施。

当然，问诊也有它的局限性，如有些人对自己并不关心，而有些人则对自己过于关切；对某些感觉爱虚张声势而言过其实，对某些"隐曲不便"或羞于诉说的情况也应有恰当的估计。对问诊中夹杂的一些主观因素，应注意鉴别取舍。在问诊时，应有安静而合适的环境，不让非医务人员听其诉说，对被询问者予以高度的关心与同情，仔细而反复地询问实情，使其乐于如实地回答问题。为了辨明体质及形成体质之原因，应重点询问以下几个方面：

（1）问籍贯职业：出生地不同及以往久住的地区不同，往往影响体质之形成，其原理已详于体质形成章中。北方天寒地冻，其人皮肤坚实，腠理致密；南方气温土湿，其人皮肤薄嫩，腠理疏散。由于地土不同，导致体质各异，因此临床用药也应区别对待。如西北惯用大量麻、桂，四川常用附子，南方则往往是桑、菊、银、翘，这是大家所熟知的。

（2）问起居饮食：平日的生活习惯常能影响体质。就平时劳逸而论，劳则气散，逸则气滞。就平日饮食而论，一贯食欲佳，胃纳量大者，胃肠气多充实，体质即强。老年脾胃强者，多寿。假如平日饮食不香，少尝辄止，能源缺乏，多致中气亏损，体质较差，故倦㿠质者多见纳差，同时应问其有无偏嗜偏食；又如酒客多痰湿。对青壮年必须详询婚姻及性生活史，因为这对体质形成至关重要。如若思想无穷，所欲不遂，意淫于外，或房室不节，往往可以形成种种病理体质。这亦已详于"体质病机学"中。

（3）问精神顺逆：精神环境的苦乐变迁对人体生理病理过程影响甚大，临床宜多加询问。《医学入门》说："当问所处顺否？所处顺，则性情和而气血易调；所处逆，则气血怫郁，于所服药中宜加开郁行气之剂。"现代医学所称之冠心病、溃疡病、高血压病等常与精神因素有关，而这些病中可见多种病理体质类型，其中确有相当一部分是晦涩质者，应如《医学入门》所说："于所服药中，宜加开郁行气之剂。"

（4）问诊疗经过：疾病可以影响体质，药物同样能影响体质，误治则影响更大，临床必须问明前医诊疗经过。我们在临床上遇到因长期服药而导致体质偏差者，如倦㿠质形成于误服耗气破血药者、晦涩质形成于过用收敛涩血者、腻滞质形成于过服养阴留湿剂者、燥红质形成于误服辛温伤阴之品者、迟冷质形成于过服苦寒伤阳之药者。贪服药石求长生不老而反早亡者不乏其人，有些患者往往不知药过病所反伤正气，有害无益。还有不明体质误服补药而贻害的，故徐灵胎有"人参杀人谋财又害命"之高论。

（5）问现时感受：现时感受是我们辨别现时体质类型之主要根据，应按望闻所得印象进行有的放矢的询问。《景岳全书·传忠录十问篇》中论之较为详尽，足供参考。现结合辨体质讨论于后。

①问怕寒怕热：问寒热是问内外之寒热，用以辨体质之阴阳虚实。这种寒热往往并非指一般日常体温表所能测定的，而是被测试者的主观感觉。病理体质源于隐匿内伤者多，故其发热必有内部症状相应，这是鉴别要点。如燥红质者属阴虚发热，故每为低热、热势缠绵、五心烦热、经久不退、起伏不定，兼见颧红唇燥、咽干便秘诸象。阴虚者必伤精，伤精者必连脏，此中又当辨属何脏所伤。如其上连于肺者，则兼见鼻干；中连于脾者，或妨饮食，或生懊恨，或为躁烦焦渴；下连于肾者，则见精遗淋漓或二便失调。其热往往倏然往来，时作时止。倦㿠质者气虚发热，常见气少懒言、动辄汗出、纳少食减而面色㿠白。腻滞者也可偶见低热，常见身热不扬、头重、目眩、胸胃痞满等湿热内蕴之象。晦涩质者也见低热，此属血郁化热所致，当兼见面色晦暗、唇青舌瘀、痛有定处等症。若为迟冷质者属阳虚发热，则每日自汗身怠、面色不华、唇淡口和，常有轻微之恶风恶寒现象。在迟冷质之恶寒中，还需进一步加以区别。如背寒明显的，为督脉空虚，当责之元阳不足；四肢清冷的，或因脾主四肢肌肉，当责之脾阳亏损。总之，外寒者为阳亏于表，内寒者为火衰于中。

②问汗：汗有生理之汗，有病理之汗。某些病理体质的汗出则各具特征，辨汗有助于辨质。正常质者汗出有常，如天热当汗、劳动后当汗、入浴当汗、天凉不当汗、静休时不当汗。倦㿠质者，常自汗体倦，多由于气不固液而阴液外泄；或由于营卫不和而汗出，此种汗出常兼见倦怠懒言、食少、便溏等症。迟冷质者则见自汗出，这是由于阳气弱，卫气不固，故汗出而冷；气虚阳虚者，多为清稀之汗。燥红质者多为盗汗，寐则汗出，醒则汗收；兼见五心烦热、失眠梦多、口干多饮等阴虚阳亢之象，故汗出肤热、汗较稠黏。腻滞质者，由于湿热郁蒸汗出。这是由湿热之邪郁滞肌腠，卫外失职，迫其津液外泄，遂经常汗出，此等体质往往兼见头胀、口苦苔腻、尿黄、大便不实等症；其汗亦黏稠，有时可呈黄色而染衣裤。晦涩质者亦可见汗出，很多医家都已认识到瘀血内结可以引起头汗

出，尤其是颈汗出的现象，书谓"但头汗出，齐颈而还"即是指的此型汗出。此时每兼头顶发热、心烦、失眠、舌质暗紫有瘀点。以上是各种体质类型全身出汗之鉴别要点。

此外，在不同年龄之出汗，也需注意观察和询问。如小儿汗出，常为气血亏虚之候，表现为夜寐不安、惊惕多梦、面色不华、毛发枯焦、精神疲怠、骨骼瘦弱，常见于体质虚弱之小儿。如老年体弱者，或由于气血亏损，心肾阳气不足，心之阴液统摄无权，阳不固阴而营阴外泄，常表现为冷汗出。血瘀汗出及阴虚汗出也可见于老年人。产后汗出主要是由于阴血聚耗，阴不守阳，虚阳浮越，表现为身热、蒸蒸汗出、或兼盗汗、失眠、心烦、发热、脉虚大而芤涩，即《素问·阴阳别论》所说的"阳加于阴谓之汗"，这是全身性出汗。还有表现为局部性出汗的，其辨认也应结合全身症状加以鉴别。

③问头身：问头当从内伤头痛与眩晕中去细加鉴别。燥红质之头痛发作无时，是因于酒色过度，或遇劳苦，或逢情欲，其发则甚，此为耗精伤气所致；迟冷质者，由于阴寒在上，阳虚不能上达而痛的，症见恶寒、六脉沉微；晦涩质者，血瘀于上，痛有定处，当审脉舌而辨。眩晕多见于倦㿠质者，由于气血不足，清阳不升，上虚而然；腻滞质者多因痰浊中阻，兼见头胀或胸脘痞满；燥红质者，常因肾水亏损，水不涵木而肝阳上亢，此型颇为常见；晦涩质者，每因心阳不振，上气不足，脑为之不满，故亦可作眩，多见于老年人。

问身当询痛与麻。晦涩质者，血气凝滞，血脉不畅而然，多与寒气有关。腻滞质者，痛在肌肤，因湿阻肌肉经络而然。倦㿠质者，多见手足麻木，这是由于血不荣筋所致。

④问二便：二便为一身之门户，问二便可辨虚实寒热。除已述之望诊者外，更应问其通利如何。前阴为膀胱之通道，小便之利与不利、热与不热、赤与不赤，可以察气化之强弱。燥红质者尿少，迟冷质者尿多，倦㿠质者尿不畅，腻滞质者尿浊。后阴为大肠之门户，大便之通与不通、结与不结、溏与不溏，可以

察津液之多少与脾胃之虚实。燥红质者多便秘，结燥难解；倦㿠质者或为便稀，或为下而不畅，努责无权；腻滞质者，每便溏不成形；迟冷质者，可见便泄于五更。

⑤问饮食口味：饮食当问喜热喜凉。前人认为：素欲温热的是阴脏之人，用药宜温；素好寒冷的是阳脏人，用药可清。倦㿠质及迟冷质者多喜热饮，喜食辛辣之物可知其内有寒；燥红质者常喜凉饮，则知其内有热。此外，口味苦淡亦宜辨。如口苦的，多属于热；口咸的，多属于寒；口淡的，多属于虚；口甘的，为脾有热；口酸的多伤于食。可详见《体质食疗学》。西方国家多有冷饮之习惯，问他们十之八九喜冷饮，似无意义；但如果有人答喜热饮者，此人多半内寒无疑。

⑥问胸腹：胸腹之中藏有五脏六腑，各种病证多能与胸腹相关，难以尽悉。与体质问诊有关的，当问有无痛、满、胀、堕的感觉。晦涩质者多隐隐作痛，或为胁肋刺痛，或为胸前刺痛、绞痛，或胃脘阵痛等；腻滞质者多有胸闷痞胀、胃脘痞满等表现；倦㿠质者常有内脏、肛门及子脏等下坠感，曾经多产的高龄妇人尤为多见，这是中气下陷，内托无力所致。如见此症，对辨质颇为重要。

⑦问耳聋、耳鸣：肾开窍于耳，故肾虚者多有耳聋耳鸣，燥红质与迟冷质者均可见到。不仅如此，痰浊上犯蒙蔽清窍，也可见耳鸣耳聋者；倦㿠质者由于气血不足，脑为之不满，诉耳鸣、耳聋者亦不少见。故就辨质而言，与其他感觉一样，单独一症的意义不大，只有结合整个体质类型考虑才有意义。

⑧问渴：口渴与口干不同，以欲饮与不欲饮为鉴别要点。口渴是指口中缺水而思饮，饮后渴解而言的。正常质者可见微渴，因其新陈代谢比较旺盛，食物中所含水分及代谢所生之水略嫌不足，故需略进饮料以解渴。如果真阴内亏，口无津液，则见口干，口干并非口渴，口干有时并不想喝水，即使饮水，每浅尝辄止，又且饮不解渴，口干多见于燥红质者。阴津耗损严重之时，可见半夜咽干、干痛难忍，此为燥红质之甚者。睡时呈张口呼吸者，亦可见半夜咽干，此又当别

论，不能误为阴亏。腻滞质者亦可见口干，这是因为中焦气机为湿所阻，津液无法上承，故见口干，这时因其津液本无亏损，故虽口干但不欲饮。倦㿠质与迟冷质者往往无口干口渴现象，因此，平时很少饮水。

⑨问小儿：查问小儿体质全靠抚养人平时观察之粗细。除成人该问的内容之外，还应询问与禀赋、出生、发育、教育与喂养等有关的问题。一般而言，父母体强者儿亦强，反之则弱。遗传性疾病往往要上溯数代。老年得子，多产妇的最小者往往体弱。孕期保养如何？得病与否？这常与先天性疾患有密切关系。顺产、助产、难产、急产、新生儿窒息等对小儿发育都有影响。营养优劣，饮食习惯亦能左右小儿体质发育。对独生子女的抚养问题尤较复杂，影响因素尤多，更应精心查问。

⑩问妇人：除询问妇人，除与男人相同之外，更当询及经带胎产的情况。应问月经调否？错前多为血热，多见于燥红质；错后多为血虚，常见于倦㿠质；前后无定期多见于晦涩质，痛经多见于倦㿠质与晦涩质者。至于带下，倦㿠质与迟冷质者带下清稀，腻滞质者多混浊或有腥臭。前述"望经带"一节可参阅而问。胎产与妇女体质有关。体弱者，尤其是倦㿠质者，多流产史。腻滞质与迟冷质多有不育史。产后失血或产后摄养不良，往往是形成病理体质的重要因素之一。

以上十问仅示与辨质有关之大要，关于交叉重叠之类型及夹杂病证时的体质鉴别宜随机应变，灵活运用。如能掌握上述要领，当不难触类旁通而得心应手。

（四）切脉

切诊包括脉诊与触诊。脉诊为历代医家所重视，已积累了非常丰富的经验，早已成为专门的脉学，且专著众多。本节限于篇幅，不可能将脉学做全面介绍，只择其中重要原理及其与辨体质直接有关的论述略作介绍。

我们认为，体质能在脉象上反映出来。就一般情况而论，脉与籍贯、性别、年龄、高矮、肥瘦都有关系。就方土而论，北方人之脉每见实强，南方人之脉恒

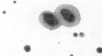

多软弱。就性别而言，妇人之脉往往濡弱于丈夫，男子寸强，女子尺胜；反之为病。就年龄而论，小儿四五岁者，脉自疾数，一息常八至。少壮之脉多大，衰老之脉多虚。就人之大小长短而论，脉之大小长短，皆如其人形则吉；反之，人大而脉细，人细而脉大，人壮而脉细，人羸而脉大，皆为逆。就肥瘦而论，肥人当沉，瘦人当浮，反之为逆。

就六种体质类型而论，正常质者脉常有力而有神，能顺四时，顺早晚，合方土、性别、年龄而适高矮、肥瘦。倦㿠质者，脉多细、弱、虚、小、微；燥红质者，脉多细、数、弦、滑；迟冷质者，脉多沉、迟、缓、小、弱；腻滞质者，脉多滑、濡、弱；晦涩质者，脉多涩、结、代、牢。如果舌象正常，则脉象对于辨别体质的意义更显重要。中医脉学到目前为止还是比较难理解的一门学问，关于脉搏形成之原理有待进一步研究。欧斯拉在评价中国脉学时曾说过："其基本观点，似为人体各部各脏都有它的本脉，譬之弦线乐器，每一弦线各有其本身音调。因此，若经脉和谐则表示健康，如不协调则表示疾病。"其实，脉象可理解为脏腑功能活动的一种特殊信息。其关键在于医者要能悉心去体验那种"只能意会，不能言传"的脉"象"。据我所知，现在很多青年中医的临诊不再切脉，这是不对的。

由望、闻和切所得信息是反映此人、此质、此时实情的；由问诊取得的信息是反映此人、此质形成与发展过程的。二者对辨认人体体质都有重要价值，不可偏废。

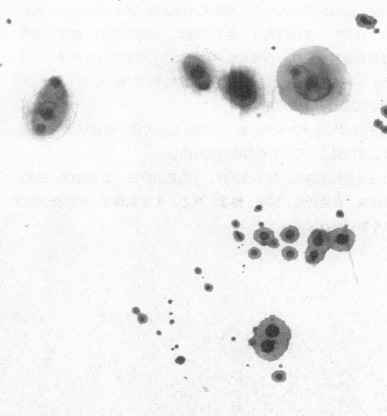

IV

辨质论治法则

理、方、法、药是中医临床辨质论治的四个主要环节和具体步骤。体质学的前述原理，必将在治疗方药上反映出来并受到检验。

《素问·异法方宜论》说："故圣人杂合以治，各得其所宜。故治所以异而病皆愈者，得病之情，知治之大体也。"所谓"知治之大体"者就是要识得患者总的体质状态，对不同的体质应采用不同的治疗方法。年龄不同，体质不同，其治亦异。徐灵胎在《医学源流论》中说得很明确："天下有同此一病，而治此则救，治彼则不惟无效，反而有大害者，何也？则以病同而人异也。夫七情六淫之感不殊，而受感之人各殊，或气体有强弱，质性有阴阳，生长有南北，性情有刚柔，筋骨有坚脆，肢体有劳逸，年龄有老少，奉养有膏粱藜藿之殊，心境有忧劳和乐之别，更加天时有寒暖之不同，受病有深浅之各异，一概施治，则病情显中，而于人之气体迥乎相反，则利害亦相反矣。"体质在治疗中的重要性，由此可见。

病理体质是属于有病与无病之中间状态，或者可以认为是"病前状态"。因此，传统中医用于治病之方药理论也可以引申为调质之方药。

调理体质之方法是多种多样的，但不出三种：一为药物疗法；二为食疗；三为自然疗法，即非药物疗法，包括针灸、按摩、推拿、气功、体育 锻炼等。本章专论药物疗法，拟分以下几个部分进行探讨。

一、调理体质的几个原则

（一）治病必求其本，本于体质

《素问·阴阳应象大论》说"治病必求其本"。无疑，这是一切治疗方法中最根本的原则。但"本"是什么？有各种不同的理解。有人认为"阴阳"为疾病之本，有人认为病因是本。

张景岳在《类经·论治类·治病必求于本》注文中还曾引王应震的言论："见痰休治痰，见血休治血，无汗不发汗，有热莫攻热，喘生休耗气，精遗不涩泄，明得个中趣，方是医中杰。"指出痰、血、无汗、发热、气喘、遗精等症状都有各自不同的病本，必须先探明其病本之所在，然后辨本而治，这个指导思想是极为正确的。我们认为，病之本就是体质；"个中趣"就是区别体质类型，然后辨质论治。

孙思邈说："病有内同而外异，亦有内异而外同。"所谓内就是人体内的体质特性，所谓外就是疾病所表现出来的临床证候。临床上往往可见现象各异而本质类同的各种证候，治其同而诸病皆愈；有时也可见某些疾病临床证候极为相似，而其本质却不同，分治其不同，而诸病亦皆愈。为什么？这里所指之"同"，就是体质类型相同，故可同治而愈。所谓"异"，即体质类型相异，故须异治而获效。

姜春华等在《中医治疗法则概论》中说："疾病将比藤的蔓生，根只有一个，而引申出去的分枝却是又长又多。病邪入体，只有一个根，以后可以转化，这是以人体为基础而作矛盾的转化；病邪的阴阳偏胜借用人体的阴阳偏胜，就会表现得变幻百出。所以同样一个病邪，在这人有这样的变化，而在另一人则又可见不同的变化。"这个观点极为中肯而生动，疾病"质化"的人体基础，就是体质。

他又说："如能按治病求本的原则进行治疗，确知其为寒，就直接散其寒；确知其为热，则直接清其热。治其本则诸种症状均可消失，好像藤根一拔，枝叶也将枯萎而无从蔓生。"由此可见，治病必须从体质上去求本。

（二）急则治其症，缓则治其质

由于人类疾病比较复杂，往往变化多端，每有旧病未愈而新病继生，如遇此等情况时，治疗须分先后，才能有条不紊，否则往往造成误治，不仅新病未愈，而且旧病复重，甚至节外生枝，又添他病。因此，中医治病一贯强调应识别病的标本问题。

一般来说，所谓标本是相对而言的。如以人体与疾病来说，人的生理为本，疾病为标；以病因症状而言，则因为本，症为标；以病之新旧而言，则旧病为本，新病为标；以内外而言，病在内者为本，病在外者为标。中医有"急则治其标，缓则治其本"之说，按体质病理学的理解，我们认为症状是标，体质是本。因此，提出"急则治其症（证），缓则治其质"的治疗原则。

以咳为例。当由外感急性发作时，则以咳为要。如辨其为风寒咳嗽，可以金沸草散治之；如为风热咳嗽，可以桑菊饮为主方。如系内伤劳咳，病延日久，则应辨其体质属阴属阳、属湿属燥。如属阴虚咳嗽，宜养其阴，可选月华丸、百合固金汤等治之；如属肾经阳虚阴弱而咳嗽，则当补其脾肺，生其肾水，宜六味地黄丸合六君子汤间服，必要时加用纳肾气之药；如属湿甚痰壅而咳嗽，则应化湿祛痰为治，应用加味二陈汤；如系燥咳，不论伤津内燥，或秋伤于燥，则可选用清燥救肺汤、琼玉膏等治之。且用此等方剂不能急图，只能徐徐纠正其偏差，调整其体质以求治本。

再以泄泻为例。如系暴食不化而泻，则见脉紧、腹痛即泄、泄后痛减，此宜消其食，除其积，其泻即止；如系脾肾阳虚，五更泄泻，如仅涩其泻，不温其阳，则其泄难止，必须调其体质，温其肾阳，健其脾运，其泄乃止，方用四神丸可收奇效。

（三）辨质论治与随质加减

辨证论治是指按传统中医临床辨证体系进行治疗而言的。对此，中医学已经积累了千百年的经验。辨质论治是指按本书所论述的体质病理学说进行调治而言的。

先以某些急性外感热病为例，论述辨质论治：

一般正常质患者外感风邪，在表属卫时，中风寒者，宜辛温解表，可选用麻黄汤、桂枝汤；中风热者，宜辛凉解表，可选用银翘散、桑菊饮等治之，常可取效。

某些迟冷质患者因素体阳虚，当外感风寒时，往往症见初起无汗、恶寒较甚、发热或微热、脉不浮而反沉。因为体素阳虚，感受风寒，故恶寒较重、无汗而脉不浮反沉。感受外邪，理应从汗而解，但因患者体素阳虚，不能鼓邪外出，只有助其阳气，才能汗解其表，但不能攻邪伤正、扶正碍邪，此时可选麻黄附子细辛汤治之。方中麻黄散寒解表，针对外感风寒而用；附子温经助阳、扶正祛邪，针对体质而用。

某些倦㿠质患者，因素体气虚，卫外不固，易感外邪，风寒湿邪客于肌表，表阳被遏，邪不得外泄，宜用益气解表、散风祛湿之剂，可选人参败毒散治之。方中须用党参益气健脾，扶助正气，使邪从汗而解。

某些燥红质患者，因体素阴虚，感邪后易于化热入里，常见心烦舌赤；更由阴虚而津液不能上升，故见口渴咽干等症。由于阴虚津亏，不能作汗，故宜用滋阴清热、发汗解表之方，可选加减葳蕤汤。方中用玉竹滋阴生津，以助汗之源为主药，经滋阴药与发汗药同用，使发汗而不伤阴，滋阴而不留邪。至于病后阴血亏虚，或失血后血虚之体而感受外邪者，因体素血虚，单用发汗药，则不能蒸化津液而汗出，勉强汗之，很可能导致亡阴之弊，故仲景有"亡血忌汗"之戒。既然有表邪，不汗则邪终不解，当此两难之际，须用养血解表法，此时可用葱白七味散。方用葱、豉、姜、葛以解表，冬、地养血并滋阴。

某些腻滞质之患者，常有痰湿水饮两停。如遇风寒客表，则可见恶寒发热、无汗、咳嗽、喘息、痰多而稀、不渴饮、苔滑润等症，此时我们常选用小青龙汤治之。方中麻、桂发汗解表，兼能宣肺平喘；白芍配桂枝以调和营卫；细辛与干姜内以温化水饮，外以辛散风寒；半夏燥湿化痰，蠲饮降浊；五味子敛肺止咳；甘草缓急调中。诸药配伍，温散水饮而解表散寒、平喘止咳。

再如妇女之崩漏，主要是由于阴阳气血失调为病，当其流血不止、血脱而致气脱之时，固应急则治标，以止血为急务。若病势不急，则应辨质论治。如体素阴虚血热者，当滋其阴，清其热，用清热固经汤、六味地黄丸加减；如体素气血两虚，气不摄血者，用大补元煎、补中益气汤加减；如体素肾阳虚衰者，宜用二仙汤加温经汤，或金匮肾气丸加减；如体素气滞血瘀者，则可用大黄䗪虫丸、桂枝茯苓丸、血府逐瘀汤加减；如体素湿浊内蕴者，可选用三仁汤、温胆汤、萆薢分清饮或八正散等辨证加减。因体质随年龄而改变，崩漏一证亦当随年龄而异治。对青春期与更年期的患者，其治疗原则也有不同。前者以气血两虚多见，且时值生长发育之旺盛时期，故宜补其气血、益其肾气为要；后者则以阴阳失调和、气滞血瘀为多见，故宜调其阴阳、疏其气血为治。

综上所述，临证治病必须机灵活泼，只有将辨证论治与辨质论治结合起来，才能切中病机，提高疗效，并能增强体质以达预防复发的目的。

二、调质六法

（一）正常质——平补阴阳强质法

正常质是指阴平阳秘，脏腑气血功能均属正常之人。当然无需药治，故无所谓治

法，只有摄生保养之法而已。

但有几种情况应另作考虑。一是小儿生长发育时期，新陈代谢旺盛，需加强物质供应，宜用食补之法，以保证足够之营养；稍用补肾药，可促进其生长发育。二是妇女产后气血骤虚，虽然是生理性的，但也应补充足够的营养。三是更年期与老年期，此时即使正常质者亦宜稍服些平补肾阴肾阳之剂，将有利于抗衰老，一方面可以推迟老年期的到来，另一方面也可以减缓老年期的进展和预防老年病的发生。实际所见，人到老年而五脏没有任何偏盛偏衰者是极为少见的。即使有正常者，也应按个性化诊疗原理稍用补法，促进其新陈代谢，活跃细胞与组织之生机。

（二）迟冷质——壮阳祛寒温质法

形成迟冷质之主要病机基础是元阳不足，应以温补命门之火为主。

元阳不足可由于元气禀赋不足，如属父母年老体衰、晚年得子者；或由于妊娠失养，元气不充；或由于后天失调，喂养不当；或由于既长之后，房室不节；或由于脏腑诸气久虚，久虚及肾者，渐成迟冷质。

阳主温煦，为人体气化之源泉，生发之根基，一切生命活动均有赖于阳气。人之所以通体皆温，由于阳气；一生之所以有活力，由于阳气。一旦元阳不足，则多呈行动迟缓、肢体寒冷。阳气既生发于脏腑，又为脏腑功能之表现，在上焦为心肺之阳，在中焦为脾胃之阳，在下焦为肝肾之阳，但总以肾阳为主，主升发以调营血、行全身温煦气化之功。故迟冷质者多见腰酸脚软、身半以下有冷感，尤以背脊明显，小便不利或小便反多，脉虚弱，以及痰饮、消渴等临床表现。此等表现均由于肾阳不足，不能温暖下焦，不能行气化水，不能固摄水液，不能蒸化津液所致。其机理虽有所不同，但肾阳不足的本因是一致的。纠正迟冷质，需用温补法，壮肾中元阳而祛内外之寒象。《景岳全书》说："善补阳者，必于阴中求阳，则阳得阴助而生化无穷；善补阴者，必于阳中求阴，则阴得阳升而泉源不竭。"故补阳之中，多兼以补阴；且因补阳之药每多辛燥，容易燥伤肾阴，必须阴阳兼顾，即于甘温补肾阳药中配以甘润补肾阴之品，使阴阳相互为用。常用之主方为仲景金匮肾气丸、景岳右归丸与还少丹等。迟冷质者，亦有五脏偏衰的情况，必须明辨而分治，肾阳不足、命门火衰是其根本。如脾阳不振者，食谷不化，便溏不收，宜温中健脾为治，可选理中汤加减。心阳不足者，心悸怔忡，心口隐隐作痛，或胸闷痞满，可选炙甘草汤加减。老年人常见阳虚水泛，源于心肺阳虚，治当温阳化饮、健脾利湿，方选苓桂术甘汤、济生肾气丸或真武汤加减治之。

肾为先天之本，脾胃为后天之本，故治迟冷质者除壮肾阳之外，当兼顾脾胃。只有当脾胃善纳而健运之时，饮食才能多进，阴精才得生化之源，此即所谓以后天补先天。这是纠正迟冷质之要诀。

若因阳气久虚而阳损及阴，往往可以导致阴阳俱虚，如阴虚不甚，治当从阳引阴，以扶补阳气为主。如阳虚而兼见阴精不足者，当扶阳益精，以右归丸为首选。

（三）燥红质——滋阴清热润质法

形成燥红质的主要病理基础是人体内的真阴不足。因此，必须以滋阴为首务。阴不足多有内热，故同时应加用清热法。

长期阴不足，必然成燥。燥者宜润，故将此治法称为滋阴清热润质法。"阴"的范围包括精、血、津、液。精又可包括血、津、液，故常见阴精并称。津与液由于分布部位、性质等具体功能不同而有所区别。津稀而清，随三焦之气出入肌腠之间，温润空窍，通利关节，补益脑髓，主里。虽有上述区别，但二者同属一体，同源于水谷化生，在生理表现或病理变化上互相影响，界限多不明显，故又津液并称。津与血亦有直接的关系，常有"津血同源"之说。临床上有"保津即以保血，养血即可生津"的治疗理论。因此，滋阴、补精、养血、生津、增液都是密切相关的。

关于精血津液对人体的重要性，《内经》首先提出了"精气夺则虚"的理论。张仲景将此理论具体运用于临床，拟订了一系列方剂。如根据《内经》"风淫于内，治以辛凉，佐以苦甘"，提出了清热保津法；根据"燥淫所胜，以苦下之"，提出急下存阴法；根据"燥者润之"，提出甘寒生津法；根据"精不足者，补之以味"，提出补肾阴法。后世医家对滋阴法也颇有发挥，如张景岳根据"阳生阴长""阴阳互根"提出"阳中求阴，阴中求阳"之说，创左归与右归。清代温病学家又根据《内经》"热淫于内，治以咸寒，佐以甘苦"，提出了甘咸寒养阴、救阴、填精法，创拟了一甲、二甲、三甲复脉汤及大、小定风珠等。但所有这些方药大多是为临床治病而设的。当然，这其中相当一部分方药对于调质也是有效的。如钱乙《小儿药证直诀》从八味肾气丸化裁而来的六味地黄丸为功专补肾的常用有效方剂。朱丹溪《格致余论》倡"阳常有余，阴常不足"之说，创用大补阴丸，善用知柏以清热，这是滋肾阴兼清肾火之法。此外，还有以补津液为主的方药，如喻嘉言《医门法律》倡"秋伤于燥"之说，阐明燥热伤肺之理，创拟甘寒润肺的清燥救肺汤对因燥伤肺者确有生津润燥之功。清代温病学派又创增液汤，以救阴精，保津液。我们推荐增液汤为滋阴清热润质之基础方。

对于滋阴清热润质法的具体运用，还宜提出以下几个原则：①必须共性与个性相结合，宜区别五脏而治。燥红质是一个整体的体质特征，有其共性，但就其成因而言，就其在每个个体上的具体表现而言，则又是各具个性的，绝不会千篇一律的。因此，宜区别五脏六腑之所伤而分治。如以肺阴受损为主者，宜滋养肺阴，方如沙参麦冬汤、清燥救肺汤、四阴煎等，药如北沙参、麦冬、天冬、玄参、玉竹、百合、雪梨干等；如以心阴受损为主者，则滋养心阴，方如补心丹、炙甘草汤等，药如地黄、西洋参、麦冬、炙甘草、柏子仁等；如以脾阴受损为主者，则当补养脾阴，方如参苓白术散、归芍六君子汤等，药如怀山药、炙甘草、大枣等；如以胃阴受损为主者，方如益胃汤、麦门冬汤等，药如石斛、麦冬、玉竹、生地、乌梅、沙参等；如以肝阴受损为主者，方如芍药甘草汤、杞菊地黄丸、一贯煎等，药如白芍、生地、阿胶、鳖甲、山萸肉、杞子、女贞子、当归、首乌等；如以肾阴受损为主者，方如六味地黄丸、大补阴丸、知柏八味丸等，药如生地、熟地、杞子、山萸肉、龟板、阿胶、女贞子、旱莲草等。②宜掌握分寸，注意副作用与禁忌证。病理体质是可以纠正的，但用药物纠正体质应掌握分寸，防止药物的副作用。滋阴药常为滋腻多汁之品，容易引起胃呆、腹胀等，运用时应照顾胃气。必要时可加怀山药、莲米、芡实等扶胃气之药，或加入少量木香、砂仁、陈皮等醒脾胃之药。滋阴药一般不宜久用，久用可滋阴而伤阳，引起脾阳不足或肾阳不足；或可养阴而留湿，引起湿阻中焦等证。因此，凡兼见湿痰壅盛、水液停滞及脾肾阳虚者，应慎用或不用。如有外邪时，则和其他补法相同，亦应慎用或禁用，如属必要则注意配伍佐使。

（四）倦㿠质——益气生血健质法

形成倦㿠质之主要病理基础是气血两虚，或以气虚为主而累及血，或以血虚为主而累及元气，也可以气血同时受累。此时，当益其气，生其血，健其质。

气和血在人体中都很重要，常互相为用，故有"气为血帅，血为气母"之说。但后人对于气虚、血虚的治疗原则意见并不一致。李东垣《医学发明》说："肺主诸气，气旺则精自生，形自成，血气以平，故曰阳生则阴长。血不自生，须得生阳气之药，血自旺矣。若阴虚单补血，血无由而生，无阳故也。"他主张血不足者应补气。刘宗厚《医经小学》引朱丹溪之说："如气病补血，虽不中病，亦无害也。血病补气，则血愈虚散，散则气血俱虚。"而虞抟《医学正传》说："惟真阴虚者，将为劳极，参、芪固不可用，恐其不能抵当而反益病耳，非血虚者之所忌也，此为阴虚火亢不可受补者而言耳。"可见血虚不忌参芪，若兼火亢者则不受补，故不能用补气法。俞守约《续医说》中说："凡人血病则当用血药，若气虚血弱，又当从气虚以人参补之。"这是说气虚而兼见血弱者，当补其气。

76

由此可见，若以气虚为主及由气累及血者当补气，若以血不足为主者则当补血，二者原是统一的。促进新陈代谢的药物能活跃造血功能，而促进造血功能的药物又能促进新陈代谢。机能、结构、代谢原是一致的，是相互促进的。

人体内脏活动最重要的元气主要受肺脾肾三脏控制。肺主宗气，主周身之气；脾主中气，为后天之本；肾主元阴元阳之气，而元阴元阳之特定功能已详于前二节中。一般认为，补气着重于肺脾两脏，而补中气尤为常用。

倦㿠质者多见中气虚弱见证，多为脾胃薄弱而引起功能衰退，常用黄芪、党参、白术、炙甘草、茯苓、山药、扁豆等药。尤其党参可培元气，主要在补中，黄芪可补中气兼能实表，故参芪常可并用。久泻脾虚生化不及者，可以党参为主；如见形羸气乏、自汗亡血者，则以黄芪为主。黄芪升举之力较强，偏于阳分，气虚阳虚而宜升宜提者最为适宜。

倦㿠质者也可见肺气不足的现象，呼吸气怯，语声微弱无力，皮毛不泽，多汗畏风。此时，宜用补肺益气法，并兼顾固表收敛；也可用培土生金法，肺脾结合而治；如见兼有肾阴不足而内热者，则也可用"金水相生法"，与滋肾药同用。

有时可见倦㿠质者呈中气下陷之象，见懒怠少气、大便溏泄不止及妇科漏下淋漓、白带绵绵等症。此时宜用升提中气法，如黄芪、甘草配伍升麻、柴胡，因升柴能引芪、草甘温之气上升，补卫气而实其表，又能缓带脉之缩急。

倦㿠质者多有血虚，故补血法亦宜并进。因心主血、肝藏血，故补血法当以心、肝两脏为主。又因气为阳，血为阴，根据"气血同源""阳生阴长"之理，倦㿠质者常以补血药与补气药同用。四物汤为养血通剂，但用法上颇多讲究。例如单用或重用地、芍，便是偏于滋阴；单用或重用芎、归，便是偏于活血。因此，一般养血的用量，熟地、当归较重，白芍次之，川芎又次之。在不用熟地的时候，白芍的用量又往往重于当归。这是四物汤平补血虚之大法。如果倦㿠质者以气虚为先为主时，当用益气补血法，如当归补血汤重用黄芪；如气血均虚，可用八珍汤气血双补。总之，益气生血健质法当视气血不足之具体情况灵活化裁。

由于补气药易于壅滞，一般对兼见中焦湿阻者不用，必要时应与理湿药同用。升气药具有升提作用，不宜于兼见虚火和实火上逆之患者，误用升气药可致助火上炎的不良后果。补血药多滋腻，脾胃薄弱者常易引起消化不良及食呆等现象，故一般常在补血方中加用健胃和中之品。补血药之偏于辛温者，在血虚内热或兼有肝阳等症时当忌用。因此，临证辨质宜细心，不能只顾体质而不及其余。

（五）腻滞质——除湿化滞利质法

形成腻滞质的主要病理基础是湿浊滞留于体内的顽固倾向，因此治疗这类病理体质当以除湿为根本，或化、或燥、或利。

《素问·经脉别论》说："饮入于胃，游溢精气。上输于脾，脾气散精；上归于肺，通调水道，下输膀胱，水精四布，五经并行。"这指明水谷精微在体内代谢的基本气化过程，主要是由脾、肺、肾、三焦和膀胱共同完成的，其中尤以脾为最要。因为脾的主要生理功能是运化水谷精微，输布津液到全身，如果脾失健运则水湿将停留在体内，故有"脾病生湿"之说。《素问·至真要大论》亦说："诸湿肿满，皆属于脾。"肺在水液循行中也有重要作用。肺主气，肺为水之上源，水液的循环运行需有肺气的推助，所谓"气行水亦行，气滞水亦滞"，故治湿当行肺气以化其滞。肾阳的气化作用对水湿的调节有着重要的影响，尤其是命门之火。如果命门火衰，肾的气化失常，水液亦将在体内聚积为患。《内经》说："肾者胃之关也，关门不利，故聚水而从其类也，上下溢于皮肤，故为浮肿。"此外，三焦的疏通水道、膀胱的排尿，以及脾的运化精微等功能，也都和肾阳的气化作用有着密切的关系。由于脾、肺、肾三脏的功能失常而致水湿内停，故调治腻滞质，必须给湿以出路，常谓"治湿不利小便，非其治也"，以利为主。又谓"治湿不分三焦，亦非其治也。"一般而论，湿在上焦宜化，在中焦宜燥，在下焦宜利，此当为治湿之大法。临诊时，则当辨其所损在阴在阳、为虚为实、属寒属热而分别论治。如若湿在上焦，肺气不宣，则宜宣肺通气，可用微微发汗的方法宣通，以调整皮肤腠理开阖机能，达到利湿的目的，方如越婢汤等。若湿在中焦，可用芳香化浊之品宣散辟秽、醒脾和中，以达利湿的目的，方如藿香正气散、六和汤之类。如湿在下焦，可用淡渗利湿；如湿郁化热，则宜加用清热之品。通过清热利尿作用使湿从下去，方选甘露消毒丹、五皮饮、二妙丸等。如果由于中阳不振，脾失健运，兼见肾阳式微，命门火衰时，则必须壮肾阳、补命火、振脾阳、健运化，只有双补脾肾，才能获效。这种体质往往兼有迟冷质之表现，方选实脾饮、五味异功散、真武汤及金匮肾气丸等。治腻滞质时，当详辨其具体病机才能取效。湿邪属阴，其性黏滞，重着难移，往往滞塞经络隧道而久留不去。治疗比较困难，而且常有复发倾向。临诊治疗时，更当辨其病位，且应如上所述，分而治之。调整腻滞质忌用大热火攻，如误用火攻，则常使水液受灼，湿无出路而内窜深迫，势必湿从热化，以致变证百出，祸患无穷。治湿又忌大汗峻利，因腻滞质者每兼体内阳气不足。如湿邪在表，表阳必虚，当与微汗，使湿淫疏散，不致损伤中阳；若湿在下焦，肾阳常微，宜温和运化，扶正祛邪，才能不伤中阳。若峻利大下，必将损败中阳，虚馁胃气；大汗发表，必伐表阳，竭乏卫气，而致阳气更衰，湿邪更加弥留，而犯虚虚之误。此外，甘酸腻润之剂皆能滞湿为患，当为所禁。因甘味为脾土之本味，湿伤于脾，理应用苦味燥之，不可轻用甘味补之；酸味药物每有收敛的作用，其性多寒，酸寒收引，湿邪更将腻滞，故酸收之品不可妄投。

调整腻滞质必须掌握分寸，不使有过，过则为害，不论化湿、燥湿，还是利湿之品均能伤正、伤阴，临床上每见药过病所而见正气虚衰，或伤阴之象，故中医常有"除湿毋伤阴，养阴防留湿"之诫，不能不慎。

（六）晦涩质——行血消瘀活质法

晦涩质的主要病理基础是由于气血失调、血脉瘀滞不畅而引起脏腑、组织的血液循环与新陈代谢障碍。调理时，主要通过活血的方法使不通者得通，不畅者流畅。

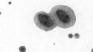

《素问·痹论》指出："病久入深，营卫之行涩，经络失疏，故不通。"《脉要精微论》又提出："脉涩则心痛。"人们在反复实践中认识到，这等情况和血脉不畅有关，与气血的偏胜或不足亦有关，从而提出了"疏其血气，令其调达"的原则，故《阴阳应象大论》说："审其阴阳，以别柔刚，阳病治阴，阴病治阳，定其气血，各守其乡。血实宜决之，气虚宜掣引之。"这是说，在诊疗过程中要细加鉴别，区别属阴属阳，分清在气在血。补其不足，损其有余，血凝气滞者宜破瘀调气；气虚下陷者，宜补益升提。张仲景在《金匮要略》中指出"五劳虚极，羸瘦，腹满，不能饮食，食伤，忧伤，饮伤，饥伤，劳伤，经络营卫气伤"等，都可以导致血行凝滞，并倡用大黄䗪虫丸治疗。我们将此丸用于晦涩质之崩漏患者，常能使质与证并治而获效。王清任、唐容川曾对治瘀作出了卓越的贡献。

在调整晦涩质时，有几个原则应多加注意。

一是要强调"气帅血行"的观点，血之功能在于充润营养全身，五脏六腑无不赖血以养。

血需赖阳气以运行，中医常称"气行血亦行，气滞血亦滞，气脱血亦脱"，故治血必须治气。临床常见的所谓"气滞血瘀"，宜采用调气活血法、行气活血法。如果遇到气少血脉不畅时，则应用补气和血法，这是气帅血行之具体运用，王清任对此观点更有发挥。

二是应该注意区别血虚与血实。

晦涩质时多有瘀血，血脉运行不畅。固然血实可以引起瘀血，但血虚同样可以引起瘀血。《金匮要略》之芩归胶艾汤就是针对血虚有瘀而用养血行瘀方剂。张璐《张氏医通·诸血门》说："但证有虚中夹实，治有补中寓泻，从少从多之治，贵乎临病处裁。"《傅青主女科》考虑到产后多气血虚，每伴有多种瘀血的特征，他抓住了"血虚有瘀"这个重要病机，运用生化汤治疗多种产后疾病。

三是应鉴别其寒热。

血遇寒则凝，这是形成瘀血的一种因素，故血宜温、温则通。但热邪也可以引起瘀血，所谓"血因火而结"。此外，还有瘀从寒化、从热化的问题。因此，必须辨质而异治。活血化瘀药本身也有偏寒偏热的区别，故在治疗上尤当注意选择。如药性偏于温者，有三七、仙鹤草、骨碎补、刘寄奴、丹参等，适用于偏寒之病例；䗪虫、虻虫、茜草、大蓟、侧柏叶、丹皮等其性偏凉，仅能用于偏热之病例。如果辨质与选药相反，则温者得热而妄行，寒者得凉而更凝，必将引起医疗事故，故临证不可不慎。张仲景在《金匮要略》中治产后瘀血腹痛的经验，仍不失为我们调治晦涩质之范例。他用当归生姜羊肉汤主治血虚寒痛，其证为绵绵拘急而痛、喜得温按；枳实芍药散主治气滞血瘀作痛，其证腹痛烦满不得卧、不能食、大便不畅；下瘀血汤主治瘀血内停，少腹痛、按之有硬块、脉沉结或沉涩。这些宝贵经验是值得借鉴并作进一步研究的。

三、八法之体质宜忌

清·程钟龄《医学心悟》说过："论病之原，以内伤外感四字尽之；论病之情，则以寒、热、虚、实、表、里、阴、阳八字统之；而论治之方，则汗、吐、下、和、消、清、温、补，八法尽之。一法之中，八法备焉；八法之中，百法备焉。病变虽多，而法归于一。"此说表明八法是中医临床治疗学的基本法则。以下将从八法的视角探讨其与体质宜忌之关系。

（一）补法

总的说来，凡人体有所不足，即用补法。《内经》说"精气夺则虚""虚者补之""形不足者，温之以气；精不足者，补之以味"。因此，凡形精气血不足者都可以用补药予以补充和纠正。我们主张"审质求因""辨质论补"。

形成病理体质的根源在于阴阳气血之盛衰失衡，脏腑功能之生化失常，精血津液之运转失调，而其关键多在于"虚"；或以虚为主，由虚致实。因此，补法对于纠正病理体质尤为重要。

　　我们运用补法时，强调体质形成原理，结合阴阳气血、脏腑功能进行"审质求因"而"辨质论补"。

　　补法是运用补药以促进人体脏腑功能和调整阴阳气血平衡的一种方法。鉴于病理体质大多是由于脏腑功能不足及阴阳气血失调而呈现的一些衰弱现象，或者由于脏腑功能低下所导致代谢产物在体内积聚而形成虚实夹杂的体质状态，故补法颇为常用。临证时，常分补气、补血、补阴、补阳四类。补气法用于倦怠乏力、懒言怕动、少气不足以息、虚热自汗、脉大而虚，或时有脱肛、疝气及妇女子宫下坠感等；补血法用于面色萎黄、爪唇苍白、头眩耳鸣、嘈杂心悸、大便艰难，以及女子月经愆期、色淡不鲜，甚则闭经不行等。倦㿟质者宜行补气补血法。补阳法应用于腰以下冷、腰膝酸痛、下肢软弱、不任步履、膝下不仁、少腹时痛、大便泄泻、小便频数，或阳痿早泄、虚喘等，迟冷质者宜用补阳法。补阴法应用于形瘦色悴、口干咽燥、肌肤枯涩、耳鸣目眩、怔忡怵惕、虚烦不寐、虚汗遗精、咳呛咯血、消渴、强中等，燥红质者宜用补阴法。

　　此外，还应分别五脏，视其何脏亏虚而区别对待。如肾虚、脾虚、肺虚等均可形成腻滞质，此时当审察病机，针对主要脏腑功能进行补益而调整其体质。

　　再如，晦涩质之形成既可由于气虚，也可由于气滞。虚者宜补，滞者宜疏，不能误用，免犯"虚虚实实"之误。气血阴阳之不足与脏腑功能也有密切关系。如脾胃为水谷之海，是营卫气血生化之源，故补气血应以中焦脾胃为主。肾与命门为水火之脏，真阴真阳秘藏于此，补阴补阳应以肾与命门为主，此已在调质六法中讨论过。因为补法对调整体质具有特别重要的意义，我们特誉之为"辨质论补"，故再将其作用原理及具体注意事项略述一二。首先明确增强体质延年益寿，不能专门依赖于补药，因为药究竟只能起到辅助的作用。但在某些情况下，如产后、病后及老年人则有必要靠药力内托，助正气以一臂之力。

对于调质进补的方法应注意以下几个原则：

1. 方药必须对质，不能误补

古人早就指出："误补致害，虽人参、甘草皆毒药之类也。"我们在临床上也常遇到一些患者因自进人参而引起咽干便秘、口唇起泡，甚至鼻衄不止。由于不懂得辨质论补的道理，部分患者滥用后不仅无益，反而产生了"人参滥用综合征"。症见失眠、心烦不安、水肿、血压波动、咽喉刺激感、闭经等。如果燥红质误进桂附、鹿茸等，其后果更为严重。腻滞质久进养阴留湿之品，轻则胸胃痞满、饮食不进，重则为肿为昏，不一而足。

2. 必须注意个性而随质加减

我们将人类体质分成六种类型，并相应地将治则分为六个大法，其根本目的就在于强调治疗的个体化原则。因为没有两个体质是完全一样的，故在辨质论补时仍有一个因人而异的问题，必须"随质加减"，切中病机而获效。

3. 不能过量

以药治病往往是以偏纠偏，故不能过量，过量将走向反面。尤其是调体质用补药是长期性的，应随时注意身体反应。如果补气药使用过量，则"气有余，便是火"，容易化热伤津。滋阴过甚，则"甘寒滋腻碍胃"，容易败胃口。

4. 关于进补的时间问题

中医强调人与天地相应的原理，因为"冬至一阳生"，故一般中医常常劝人于每年冬至开始进补药。此外，中医认为夏天阳盛热重，每多天湿，如于此时进温补之品则容易化热伤津，进滋阴补血药则又易致湿热留恋而碍于脾胃。但又不必过于拘泥于此，不必等到冬至再补，不拘何时，都可进补，只要见到不足之象，即可进补，这是问题的又一方面。

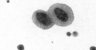

（二）温法

温法是使用温性或热性药物以消除病人的沉寒阴冷，补益阳气的一种方法。这显然是针对倦㿠质与迟冷质而设的治法。

其主要作用在于壮阳、温中、祛寒。温中祛寒多用于素体阳虚者，如脾胃阳虚而见形神衰疲、肢体倦怠、手足不温、纳谷不旺、脘痞腹胀、吞酸呕吐、大便不实等症。此时，用温中法，使中阳振奋而客寒除，理中丸是代表方剂。再如肾阳不足，命门火衰而致五更泄泻者，亦可用四神丸补其火、益其土，温补脾肾而泄泻自止。温法中尚有多种类别，宜审质求因而用。虚寒浮肿溲少者，可用温利法。总之，凡见任何虚寒之象，单用他法而功效不显时，均可辅以温法。就体质类型而言，若阴虚内热成燥者，素来舌质红、咽喉干燥，均应忌用。市售五香粉属辛温大热之剂，为燥红质之大忌，素有"桂枝下咽，热盛即毙"之说。朱丹溪痛贬时医滥用《局方》辛燥之剂，是有其卓见的。

（三）清法

清法是使用寒凉性质的药物以达退热目的的一种方法。

凡病邪化热，燔灼阴液时，运用清法有清热保津、除烦、解渴的作用。调整燥红质之清法，可借鉴前人清杂病内热之法。如从脏腑用药：心热用丹砂、牛黄等；脾热用黄芩、黄连等；肝热用栀子、龙胆草等；肺热用桑白皮、地骨皮等；肾热用元参、知母等；血热用地黄、犀角等；骨热用鳖甲、胡黄连等；上热用菊花、薄荷等。外感之热用清法，旨在驱邪；内伤之热用清法，旨在补虚。明确这一观点则对辨质论治至为重要。如脾胃气虚而虚火内炽之用补中益气汤，其中以参芪补气为主，辅以升、柴。其他如湿热内蕴，或用利尿法渗而清之。伤阴耗津而燥火内炽，则润而清之，增液推舟，使其大便畅通而内热可从下泄。此外，还有两种虚火：一为真阴不足而虚火上炎者，治法唯有"壮水之主，以制阳光"，用六味地黄丸、左归丸之类滋阴潜阳；一为真阳不足而虚火上炎者，治法唯有"益火之源，以消阴翳"，用金匮肾气丸、右归之类引火归原。此等内伤之热只能用补益之药，以补为清，不能妄用苦寒直折，这与外感清热法有原则区别，不可不辨。因此，凡体质素虚，脏腑本寒，胃纳不健，大便溏泄之迟冷质者应忌清法。劳力过度、中气大虚的虚火证及由血虚引起的虚热烦躁等倦㿠质者，亦忌清法。因产后气血骤虚，中有热证，清法亦应慎用，免犯"虚虚"之诫。

（四）消法

消法是针对气、血、痰、湿、食等形成积聚凝滞而采用的一种治疗方法。

消法与下法有所不同，是针对一些比较慢性的积聚胀满，非猛攻急下所宜的病情而采用的渐消缓散的方法。当病证尚未形成，而尚处于病理体质状态时，可采用消法缓图调整，如腻滞质与晦涩质常须用消法慢慢调整之：气结血瘀，宜用消坚磨积，或行气消瘀之剂；痰饮积于胸膈，可用消痰化饮之品。消法虽不如下法之猛，但所用药物以破气破血居多，用之不当能伤及气血，损及阴阳。况且病理体质多为以虚为主，或虚实夹杂之体，用之不当，常欲速不达，欲益反损，故不能不慎重而行。临床上见下列情况时，宜慎用或禁用：①气虚中满及脾虚水泛之肿满应禁用，不能再破其气；②阴虚内热而见口渴不食，或因脾虚而腹胀便泻、完谷不化时，应禁用；③脾虚生痰或肾虚水泛为痰者禁用；④妇人血枯而闭经者，不能复破其血，复耗其气，理当禁用。总之，凡脾肾阳虚、气血两亏者，非属必要均应慎用或禁用消法。

（五）汗法

汗法是运用浴法、熏法、蒸法、针法或各种发汗药物组成适当方剂开泄腠理以求逐邪外出的一种方法。

汗法最初用于解热，主要治疗外感风寒性疾病；或某些急性热病之早期，即

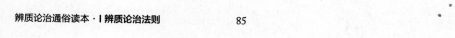

邪在肌表皮毛，尚未入里之时；或麻疹、水痘等欲透之时；或水肿性疾患，以促进水液之排泄。临床每可遇到如按体质而论实为不可汗，但按病证而论又不可不汗的病患，当此之际必须辨质论治、随质加减。如燥红质者，又感外邪，虽然表邪宜汗，但因汗为阴液所化，假如一意发汗，或强令汗出，则将促成津液耗竭，非但不能除邪，反而产生变证。在这种情况下，必须滋阴与发汗并进，才能两全，可选用加减萎蕤汤之类。再如迟冷质者兼有外感，假如一意发汗，则易形成汗多亡阳之变局，必须在发汗之中兼顾阳气，如参附再造之类可以选用。如倦㿠质者兼有外感，不可强汗，必须参以补药。如尺中脉微、心中悸而烦者，可用小建中汤或补中益气汤。脉结代者，可用炙甘草汤温中补虚，而不可急于以汗解热。凡气虚不能达表，不补其气则不能解肌；凡脉之微弱无力，或两寸短小而见多寒者，即是气虚与阳虚，宜用补益中气之剂。凡阴血虚亏于里而不能化液于外者，不补其精则汗不能生；凡脉之浮菀不实或两尺无根而症见多热者，即宜用补血生津之药。临诊时，如果只见病证而忽视患者体质状态，一意发汗，则将变证百出，故汗法宜慎用。

（六）吐法

吐法是利用药物涌吐的性能，引导病邪或有害物质从口吐出，从而缓和病势，达到治疗疾病的一种方法。

吐法大多应用于病情严重、急迫，必须迅速吐出积结的实证，如因痰涎壅盛，阻塞咽喉，致令上焦不通，气息急迫的喉风、喉痹、乳蛾等症。用之不当、误用、过用最能损人元气，伐人胃阴。因此，除腻滞质患者在湿浊停滞上焦时可以考虑暂时使用外，凡老年人体弱者、失血者、气虚而短气者、妊娠或产后等都属禁忌。凡一切慢性疾患而致身体虚弱者、倦㿠质、燥红质与迟冷质等都不得妄用吐法。

（七）下法

下法是一种攻逐体内结滞的方法。

　　凡邪在肠胃，燥屎停滞，热邪搏结，以及水结蓄血等疾患，均可使用下法。下法具有排除蓄积，推陈致新，泄热止痛的作用。按用药之性质，可分为寒下与温下，按泻下作用的快慢及药力的强弱又可分为峻下和缓下。就调质而言，下法的应用范围并不广。温下可用于迟冷质及倦㿠质之脾胃冷积；老年人虚冷便秘等肠蠕动缓慢者，常需兼用温补脾肾之阳以助其一臂之力。有时晦涩质之体内蓄血成瘀者，可用此法下之逐之；燥红质之肠胃糟粕相结，可用寒下之剂。下法亦有禁忌，气血两虚之倦㿠质不能寒下急下；血虚阴亏之燥红质不能急下，只能增液润下缓之；迟冷质不能寒下急下，在必要时可用温下；晦涩质只要指征确切，可用攻补兼施之法，边下边补。腻滞质当辨其寒化、热化，而定从温从寒，辨质论治。下法运用不当亦能造成变证，如误下可以伤阴而致津液内竭、咽燥鼻干、身体急痛、小便不利、颈背相牵、臂侧不仁、掌热脐热等一派伤阴耗津之象。误下亦可伤阳，如身上浮冷、腹满、卒起头眩、食则利下清谷、心下痞坚、极寒反汗出、躯冷若冰、眼睛不慧、烦利不止等一派阳虚寒象。这又与误下前之体质状态有密切关系。

（八）和法

　　和法是针对病邪既不在表，又不在里，而在半表半里之间的一种治疗方法，是在无可汗下的情况下使用的方法。实际上，八法的核心思想可尽括为一个"和"字，如调和阴阳、调和寒热、调和脏腑生克偏胜、调和气血及调和营卫等。总之，凡是调整体内一切平衡失常之法都属于和法的范围。

　　从这个意义上说，和法是临证普遍采用的方法，各种体质都适用和法。如阴不足者，可滋其阴，增其液，润其燥；阳不足者，可壮其阳，温其寒；气不足

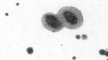

者，可益其气；血不足者，可养其血；血瘀不畅者，可调和其气血；湿浊内停者，可健其脾，补其肾，宣其肺，疏其三焦。最终的目的与要求是"令其调达，而致和平"。

最后必须补充说明的是：与临床治病一样，调体质也并非单用一法，而是二法、三法并用，如汗下并用、温清齐行、攻补兼施、消补合治等。因为人的体质是复杂的，不是单一的，上述宜忌也是相对的。因此，临证必须"审质求因"，详审机理，"辨质论法"，合而为治。

四、体质与治疗反应

人的不同体质对药物与针灸的耐受性是不同的。

对于痛之耐受性，《灵枢·论痛》称："人之骨强、筋弱、肉缓、皮肤厚者，耐痛，其于针石之痛，火焫亦然。"对药物之耐受力也因人而异，《论痛》指出："胃厚、皮黑、大骨及肥者，皆胜毒；故其瘦而薄胃者，皆不胜毒也。"至于创伤之愈合亦与体质有关，《论痛》称："人之病，或同时而伤，或易已，或难已，其故如何？少俞曰：同时而伤，其身多热者易已，多寒者难已。"

又如，体质与针刺得气的关系尤为明显。由于患者之体质不同，针下得气的反应也不一致。一般说来，年少力壮者，得气速而针感强。迟冷质、倦㿠质往往得气迟而针感弱。气血阴阳在体质上的特征为什么能在针刺过程中得到反映，是值得研究的课题。

V

辨质论方药

现按体质病理学观点，就方剂学教材中的内容系统地分析论述于后，供读者参考。

一、解表剂

凡以辛散解表药为主，具有发汗、解肌、透疹等作用，用于发散外邪，解除表证的一类方剂，统称为解表剂。

六淫之邪都可作用于人体而产生表证，但由于受邪人的体质不同，即使是因一种邪亦会产生不同的证型，同病异证，理当异治。正常质者，外感风寒之邪在表属卫时，表实者，可用辛温解表之麻黄汤；表虚者，可用桂枝汤。如为风温之邪，热重而皮毛反应明显者，可用辛凉解表之银翘散；如肺脏受侵，咳嗽明显者，可选用桑菊饮。我们如仔细推敲，可见所谓表实、表虚者已含体实、体虚的意义在内。

某些迟冷质者，因体素阳虚，当外感风寒时，往往症见初起无汗、恶寒较甚、发热或微热、脉不浮而反沉。感受外邪，理应从汗而解，但因患者体素阳虚，不能鼓邪外出，必须助其阳气才能汗解，同时又应不能攻邪伤正，扶正碍邪，此时可选麻黄附子细辛汤治之。方中麻黄散寒解表，针对外感风寒而用。附子温经助阳，并为君药。细辛散少阴之寒，是为臣药，扶正祛邪，针对体质而用。

某些倦㿠质者，因体素气虚，卫外不固，易感外邪，风寒湿邪客于肌表，表阳被遏，邪不得外泄，宜用益气解表、散风祛湿之剂，可选人参败毒散治之。方中用人参益气健脾，扶助正气，使邪从汗而解，即为体虚而设。至于病后阴血亏虚，或失血后血虚之体感受外邪者，因体素血虚，单用发汗药则不能蒸化"津液"而汗出，若勉强汗之，很可能导致亡阴之弊，故仲景有"亡血忌汗"之戒。既然有表邪，不汗则邪终不解，当此两难之际，须用养血解表法，可选葱白七味散。方用葱、豉、姜、葛以解表，冬、地以养血滋阴。此亦为体质而设。

某些燥红质者，因体素阴虚，感邪后易于化热入里，而常见心烦舌赤，更由阴虚而津液不能上升，故可见口渴咽干等症。由于阴虚津亏，不能作汗，故宜用滋阴清热、发汗解表之方，可选加减葳蕤汤。方中用玉竹滋阴生津，以助汗之源，为主药，是针对体质的。本方以滋阴药与发汗药同用，使发汗而不伤阴，滋阴而不留邪。

某些腻滞质者，常有痰湿水饮两停，如遇风寒客表，则可见恶汗发热、无汗、咳嗽、喘息、痰多而稀、不欲饮、苔滑润等症。此时，常选用小青龙汤治之。方用麻、桂发汗解表，兼能宣肺平喘；白芍配桂枝以调和营卫；细辛与干姜内以温化水饮，外以辛散风寒；半夏燥湿化痰，蠲饮降浊；五味子敛肺止咳；甘草缓急调中。诸药配伍，可温散水饮而解表散寒，平喘止咳，证与质同治。

由此可见，解表方剂应视体质而异，不能见症不见质。

二、泻下剂

凡以泻下药为主，具有通导大便、排除肠胃积滞、荡涤实热、攻逐水饮寒积等作用，以治疗里实证的一类方剂，统称为泻下剂。

由于人体体质有寒热虚实的差异，故形成里实证的证候与病机也不同，可以产生热结、寒结、燥结与水结等不同临床类型，泻下方也随之而不同。

燥红质者，平时阴虚内热，体素热盛，肠胃津液多不足而习见便秘干燥，此非实火，乃属虚燥，故用润下之药，如火麻仁、杏仁等与寒下药如大黄等合用，

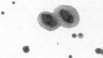

如麻子仁丸、增液承气汤等。当燥红质者感受外邪时，常易入里化热，形成热结，或阳明腑热，或热结旁流，或热厥发狂。此时当用寒下之剂，如痞满燥实俱全者，可用大承气汤，下其燥屎，釜底抽薪以泻其实热。如燥实明显而痞满不甚时，可选用调胃承气汤；反之，如痞满明显而燥实不甚时，可选用小承气汤。近人创复方大承气汤（大黄、芒硝、枳壳、厚朴、赤芍、桃仁、莱菔子）以增强行气、活血、祛瘀的作用，用于急性肠梗阻之气胀较重且兼见瘀血者。显然，此方对晦涩质者邪热入里秘结时，亦是颇切病机的。

迟冷质者，可产生脏腑内寒积滞的里寒实证，症见形寒、腹痛、便秘、手足厥冷、胁下偏痛、舌苔白而脉紧弦。寒凝者非温不解；积滞者，非下不除，必须运用温散寒结之法。如《金匮要略》的大黄附子汤中附子即针对迟冷质元阳不足之寒以温阳散寒，细辛辛温宣通、散寒止痛以助附子祛寒之力。再如《备急千金要方》之温脾汤也是针对脾肾阳虚、冷积便秘的温下要方。方中除大黄外，更加人参、甘草、干姜、附子以振脾肾之阳。此方初看是以大黄为君，主泻下的，其实是以参、附、姜、甘温质为后盾的，将此方归为温下类即示以温质为主的。

攻下剂中还有一些攻补兼施的名方，如《伤寒六书》之黄龙汤之治里热实证而气血虚弱者，方用大黄、芒硝、枳实、厚朴、甘草、当归、人参，这是两全之计，攻里而不伤正，补正而不壅邪。人参、当归双补气血，扶正而利于祛邪，切合于倦㿠质之罹里热实证之时。前述增液承气汤亦属攻补兼施润下之剂。

在攻下剂中，为什么很少针对腻滞质者？因为腻滞质很少见便秘者，相反却常见大便溏稀如鸭粪，即便他们患热证时，大便亦少见硬结的，湿去热退都能自解，很少需用下药。这是体质、证型与方剂息息相关的又一佐证。

三、清热剂

凡以清热药为主组成，具有清热、泻火、解毒等作用，以治疗里热证的一类方

剂，统称为清热剂。

主要有三类：一是清实热，二是清虚热，三是清各脏各腑之热。

白虎汤是《伤寒论》中治伤寒阳明经证之主方名方，后世温病学家则用以治温病热在气分，大热、大汗、大烦渴及脉洪大之证。后世都认为"方中石膏辛甘大寒，清肺胃实热（注意此处明提实热）而除烦躁，为本方君药；配合性寒质润的知母为臣药，性寒以清其热（注意此处虽未明言，但当仍指实热），质润以滋其燥；甘草、粳米益胃护津，使大寒之剂无损伤脾胃之虑，共为佐使药。诸药组合成方，具有清热生津的作用。按此传统认识去理解白虎汤，无疑是正确的，可取的。

此方除治外感热病之外，还可治内伤胃火上冲的头痛、齿痛、鼻衄及消渴等证。对该方作用的理解应为生津以清虚热。我在临证时常用白虎汤化裁作为燥红质调养体质之方剂，景岳玉女煎中即有知母与石膏。

其他体质类型患者，热在气分时当如何处之？古人早已为我们积累了许多宝贵经验，创人参白虎汤以治倦㿠质之气津两伤、汗出背微寒（气不足便是寒也）、身热而渴（津不足而为渴也）之热证，人参即为体质而加。苍术白虎汤治腻滞质之身热胸痞、汗多、舌红苔白腻者，苍术即为除湿而用。白虎加桂枝汤可治卫营不和，经络欠通之晦涩质者。

为什么迟冷质者很少见白虎汤证？因为迟冷质者命门火衰，故他们易得寒邪，感邪后可以直中三阴而少见热证，即使见热证也为时短暂，很少形成大热、大汗、大烦渴、脉洪大之证。若无此证，怎用此汤？

清虚热的意义有二：一是外感热病后期，余邪未尽，阴液已伤而出现暮热朝凉、舌红少苔之虚热证，其病机为高热伤津（我的研究结果表明，高热时将同时伤及肾精）；二是由于摄生不当，尤其是房劳伤精所致的肝肾阴虚，亦可见虚热缠绵难清，症见夜热早凉、面颊潮红、能食形瘦、舌红少苔、脉细弦数等。前者可用青蒿鳖甲汤、秦艽鳖甲汤、当归六黄汤等，其中青蒿、知母、柴胡、黄芩、黄柏等清热解毒作用较为明显，加上生地、当归、鳖甲等补血养阴之品可以奏效；后者理当采用滋补肝肾之方养阴以清热。二者之间有些病机是可以互通的。

上述两类为全身性实热与虚热的主症，当热及各脏各腑时，则附加了相应的证候，只需加用相应归经之药物，即可类推化裁而得心应手。

四、祛暑剂

凡以祛暑药为主组成，具有祛除暑邪作用，以治暑病的方剂，统称祛暑剂。

暑为外邪六淫之一，独见于夏季，且因夏月天热土润，湿热熏蒸，故暑多夹湿伤人。又因夏天贪凉，不避风寒，则为病多兼表寒。这些论述多从外因着眼，有其正确的一面，但如从内因体质着眼，各种不同体质的人均可受暑邪之侵袭为患。我们从辨质论治的观点出发，来分析传统治暑之法，则见各家实已将治质寓于其中。如张凤逵说："暑病首用辛凉，继用甘寒，终用甘酸敛津，不必用下。"此说对正常质感暑者切用，如《温病条辨》之清络饮。王纶认为"治暑之法，清心利小便最好。"这对腻滞质夹湿感暑者尤合要领，如《宣明论方》之桂苓甘露饮、《伤寒标本》之六一散。王孟英称："暑伤气阴，以清暑热而益元气，无不应手取效。"显然，这对倦㿠质气阴两虚者是十分适当的。如《温热经纬》的清暑益气汤，方用西瓜翠衣清热解暑、西洋参益气生津为君药，荷梗、石斛、麦冬清热解暑兼养阴生津，黄连、知母、竹叶清热除烦，甘草、粳米益胃和中。此方除倦㿠质外，还可用于燥红质者。但腻滞质者湿甚于内，当忌用这个养阴留湿的方剂。

《温热经纬》称："东垣之方，虽有清暑之名，而无清暑之实。"仔细分析《脾胃论》清暑益气汤，由黄芪、苍术、升麻、人参、炒茴香、橘皮、白术、麦冬、当归、炙甘草、青皮及黄柏组成，适用于那些入夏之后难于适应暑湿之气而产生"疰夏"之人。症见身热头痛、口渴自汗、四肢困倦、不思饮食、胸满身重、苔腻脉虚之体。据我体会，东垣此方实为平素气虚而夹湿之体所设的益气燥湿为主，兼能清暑，但去其湿，益其宗气，自然无暑气之虞。王孟英评此方"无清暑之实"，是由于王氏自己过于重视外因暑邪而忽视了"气虚夹湿之体不耐长夏暑湿"的事实。但话又说回来，凡"气虚夹湿之体"，即使不在长夏暑湿季节而见上述诸症时，用东垣此方益气、清热、燥湿，同样效如桴鼓，则"无清暑之实"一句属中肯之论了。

五、温里剂

凡以温热性药物为主组成，具有温中祛寒、回阳救逆、温经散寒等作用，用以治疗里寒证的方剂，统称温里剂，亦称祛寒剂。

形成里寒的病因无非三种：一是病发于内，寒从中生，多见于体素阳虚的迟冷质者；二是外寒入里，既可由于六淫之寒邪，亦可因于误服寒药太过，更可见偏嗜寒食损伤阳气所致；三是外寒引动内寒，内外相应而如雪上加霜。由此可见，第一类与第三类都与体质发病直接有关。因里寒证既有脏腑经络部位之异，更有病情轻重缓急之别，故温里剂又分温中祛寒、回阳救逆及温经散寒三大类。

温中祛寒当以《伤寒论》中的理中丸为代表，方由干姜、人参、白术、甘草组成；主治中焦虚寒，自利不渴，呕吐腹痛，腹满不食，舌淡苔白，脉迟细缓沉之证。在此方中，成无己认为人参为君，李东垣则提出以干姜为君，愚意以为此证如以胃寒为主，当以辛热之干姜为君，重在祛其胃寒，如小儿偏食寒凉冰糕及过食生冷瓜果由胃及脾者；如以脾阳不振，运化失职为主，当以甘温益气之人参为君，助脾运而正升降，如劳役过度、饥饱不匀、损伤脾气而由脾及胃者。如果脾胃虚寒久未获治而累及肾阳者，兼见四肢厥寒、沉寒痼冷之迟冷质者，当用附子理中汤，外加肉桂少许，其效更佳。《伤寒论》之小建中汤及黄芪建中汤亦是温中补虚、和中缓急的要方，治疗倦㿠质与迟冷质之慢性胃炎及胃十二指肠溃疡等属脾胃虚寒者累获良效。

回阳救逆之主剂可以《伤寒论》之四逆汤为代表，方由附子、干姜、甘草三味组成；用于阴盛阳衰、阳气将亡之证；症见四肢厥逆，恶寒蜷卧，精神萎靡，下利清谷，脉细微沉等。这是重危病证，当予抢救，常发生于各种寒证之晚期；或虚寒之体复感寒邪，直中三阴而出现的纯寒重证。此方可以证、质同治。如患者体素阳虚而偏有气血不足者，此时当选《景岳全书》六味回阳饮，即在四逆汤的基础上再加人参、熟地、当归以补气益血养阴，救其阴阳将脱之证更为恰当。

《妇人良方》之参附汤由人参、附子二味组成，堪称抢救阳气暴脱、垂危急诊之名方。用其抢救元气大亏，阳气暴脱，面色苍白，汗出肢冷，头晕气短，脉微欲绝者。《医宗金鉴·名医方论》对此方之化裁有一段高论，我引来论证辨质论治原理是十分恰当的："若表虚自汗（倦㿠质以气虚为主者），以附子易黄芪，名人参黄芪汤，补气兼止汗；失血阴亡（倦㿠质以血虚为主者），以附子易生地，名人参地黄汤，固气兼救阴；寒湿厥汗（腻滞质者），以人参易白术，名术附汤，除湿兼温里；阳虚厥汗（迟冷质者），以人参易黄芪，名芪附汤，补阳兼固表。此皆参附汤之转换变化法也，医者扩而充之，不能尽述其妙。"上述转换变化法的根据是什么？论中并未点明。为何其妙不能尽述？因为那时对中医体质病理学说还没有理清头绪。我体会转换变化之理在于：随患者病前的体质类型而变，主证没有变，都是阴盛阳衰、阳气暴脱，但兼证则因患者的体质不同而显有差异，故方剂之组成应随质而化裁，其中微妙全在于此。今人治病很少只用二味药的，因此，可以加药而治，正如《医宗金鉴》所说："补后天之气无如人参，补先天之气无如附子，此参附汤之所由立也。"病至如此危重，先天后天均已不足，保留参附，并委以重任是合理的，唯在加味时须注意各药剂量之权衡。

温经散寒的代表方剂，愿举《金匮要略》温经汤。因为成年妇女冲任虚寒，兼见瘀血阻滞而月经不调者比较常见。原方由吴茱萸、当归、芍药、川芎、党参、桂枝、阿胶、丹皮、生姜、半夏、麦冬、甘草等组成，功在温经散寒、养血祛瘀。妇女冲任虚寒之所以比较多见，推其原因或由于先天不足，肾阳虚衰；或由于后天失调，如经期调摄不当，为追求风度而腿足受寒；或嗜冷日久而先寒其脾胃，累及冲任；或冷水游泳，寒邪入侵。凡此种种都市生活方式，使城市女性月经病增多。据笔者观察，女性体质以倦㿠质与迟冷质者较多。迟冷质者，源于元阳不足，体寒无疑；倦㿠质者，由于气血不足，"气不足便是寒"，故亦为体寒之人。血遇寒则凝，故多兼血瘀之象。因此，温经汤便是对证切机之方，调经调质都是有效的，更为重要的是排除其致病之因。

六、补益剂

凡以滋养补益药为主，具有补益人体气、血、阴、阳不足，用以治疗各种虚证的方剂，统称为补益剂。人体虚损不足诸证类别很多，但归纳起来不外气虚、血虚、阴虚、阳虚四类。相应而言，补益剂也分为补气、补血、补阴与补阳四类。如再结合脏腑，可推出许多亚型。在此，只拟探讨几个原则性的问题。

传统中医学将"虚"的种种表现都归入"证"的概念之中，这是因为传统中医学对"质"的概念并不十分明确，理论上也无系统阐发的缘故。

形成"虚"的病因病机比较复杂，或先天禀赋不足，或后天摄生不良，其来也渐，不是一朝一夕形成的。其更重要的特征是"虚"本身并不构成某种疾病单元，而潜夹在各种疾病之中，或先疾病而存在的一种体质状态，或疾病之后尚未完全复原的体质状态。元阳偏衰者为迟冷质，元阴偏亏者为燥红质，气血不足者为倦㿠质，当阴平阳秘、气血旺盛时，为正常质。因此，传统方剂学所论的补益剂都可视为体质治疗学的"调质剂"。

中医学认为正与邪、虚与实的相互关系比较复杂，"邪气盛则实，正气夺则虚"，既可以由实致虚，亦可以由虚致实；既可见本虚标实，亦可见本实标虚。在治疗上，

既可扶正以祛邪，亦可祛邪以扶正。

例如气滞血瘀或气虚血瘀之晦涩质就是虚实夹杂的体质状态，应以攻补兼施为治，不能纯用补法。再如痰湿素盛的腻滞质，多因肺、脾、肾三脏功能失调而致水湿积滞体内，亦是虚实夹杂的状态，其治亦应补泻并用，补其不足而泻其有余，孰轻孰重当视个体的具体情况而定。必须明了，这是补益的变法，临床所习见的"误补""误泻"或"虚不受补"大多由于未能明辨体质类型及其病机之故。因此，必须辨证、辨质、辨病因病机同时并举，方能有的放矢而获预期的效果。

体质类型是一个原则性的分类，如过于简单则不能概括全貌，如过于复杂则不便于临床运用而被淘汰。我们所分六型，能包涵阴、阳、气、血、寒、热、虚、实、燥、湿等重要病机而无疏漏，既符合传统中医理论，又切合临床实际应用。

因为本节要分析和讨论若干具体的补益方剂，故必将涉及体质分型的诸亚型问题。如元阳不足之迟冷质，按其根本病机而言，当责之肾阳，但在临床上常可兼见心阳不足、肺阳不足、脾阳不足等，故应择方而调。如肾阳不振可用肾气丸、右归丸等；心阳不振可用真武汤、参附汤等；脾阳不振可用理中丸、补中益气丸等；阴阳两虚则可选用《医方考》龟鹿二仙膏；如阴阳失衡，冲任不调，阴虚火旺者，可选二仙汤（知母、黄柏、淫羊藿、仙茅、当归、巴戟天）补肾阳、泻虚火以调冲任。再如元阴不足之燥红质亦然，按其病机而言也当责之肾阴，但临床上常可兼见心阴不足、肺阴不足、肝阴不足及脾（胃）阴不足等，此时也应择方而调。肾阴不足者，可选六味地黄丸、左归丸；兼见耳聋者，可选耳聋左慈丸。心阴不足者，可选天王补心丹；肝阴不足者，可选一贯煎、归芍地黄丸、明目地黄丸、《丹溪心法》虎潜丸等；脾阴不足者，可选麦门冬汤及增液汤等；肺阴不足者，可选都气丸、麦味地黄丸及河车再造丸等；阴虚而兼见明显，虚火上炎者，当选知柏地黄丸或大补阴丸。

对于调治气血两虚之倦㿠质者，似有必要略加探讨。传统方剂学将气虚与血虚分成两类讨论，据析是因为临床可见"气虚而血不虚者，也可见血虚而气不虚者"。但中医学经典理论认为"气血同源""血由气生""气为血帅，血为气母"，二者原是相互依存的。如果此论属真，则不会"气虚而血不虚"，"血虚而气不虚"的。吴崑《医考方》说："夫面色萎白，则望之而知气虚矣；言语轻微，则闻之而知其气虚矣；四肢无力，则问之而知气虚矣；脉来虚弱，则切之而知其气虚矣。如是，则宜补气。"试问：面色怎会萎白的？面少血也。脉来为何虚弱的？脉少血也。经典的补气方为四君子汤，其作用机理在于"益气健脾"以治"脾胃气虚"。试想，脾胃气虚者，后天失养，血乏生化之源，此时血不虚者，未之有也。或许有人说，中暑之时气脱而汗出不止，此时血不虚，应速补其气，而不必补其血。严格而言，此时属急诊而非直接属体质类型问题，此其一。中暑之时，即使全身血容量不短少，但血量分布有失调，脑部少血，应属"血虚"之变形，此其二。平时体强之人，虽热甚亦不易中暑，而多发于平素气血不足者，间接而言，仍然与体质状态有关，此其三。由此可见，气与血密切相关，难分难解，故《内经》曰"气血同源"。但在一定阶段之内，气血之不足可以略有偏重，即某人可以气虚为主，某人可以血虚为主，这是由于每个人的代谢功能并非千篇一律所致，所以可将倦恍质再分出两个亚型。但日久之后，气血必将同步发展。

综上所述，大多数补剂是针对病理体质而设的，故可用于调质。从另一个角度说，应根据不同的病理体质类型选择相应的方剂。

七、固涩剂

凡以收敛固涩药为主，用以治疗气、血、精、液耗散滑脱不禁等证的一类方剂，统称固涩剂。气血精液所以会耗散滑脱，主要是由于正气内虚。内虚为本，滑脱为标，多见于病理体质者。

如《太平惠民和剂局方》用于固表止汗之牡蛎散（黄芪、牡蛎、麻黄根），和《丹溪心法》之玉屏风散（黄芪、白术、防风），可治倦㿏质体虚外卫不固之自汗盗汗，都重用益气之黄芪。

再如《内科摘要》涩肠固脱之四神丸，对于迟冷质者四肢怕冷、大便溏稀者特别有效。方用补骨脂之辛燥补肾以行水，肉豆蔻之辛温补脾以制水，和以姜枣之辛甘发散。更以五味子之酸温，以收坎宫耗散之火，使少火生气以培土，佐吴茱萸之辛温以顺肝木欲散之势，使水气开滋生之路，这是调整迟冷质者脾虚不能制水，肾虚不能行水之治本妙方。益命门之火而温脾运，脾气升则泄泻自然得愈，故我在临床用之多能获良效。

涩精止遗之方如《医方集解》之金锁固精丸，用于迟冷质者肾虚精关不固、无梦而滑。方以沙苑蒺藜补肾益精为君，以芡实、莲须、龙骨、牡蛎、莲肉补肾涩精宁心为臣。如果燥红质者相火内炽，火扰精室而泄，则宜用降火滋阴之法先调其体质，可选用知柏地黄丸或封髓丹。若以肝经湿热下注引起遗精者，用龙胆泻肝汤调理其湿热之体，湿热既清，肝火自降，不用固涩而遗泄自止。由此可见，遗精一症，体质各异，病机多端，不能一概以固涩为治，当先调其体质，其症自然而愈。

固崩止带方也列为传统固涩剂之列。其实，崩与带仅属症状，它们都是与体质类型联系在一起的。病机各不相同，不是一固可了的。例如，因心脾两虚而血崩者，宜用归脾汤健脾养心兼益气补血，方中并无固涩之物。即使在典型的固涩方剂中亦是以调质为其要领的，如《医学衷中参西录》之固冲汤（白术、生黄芪、龙骨、牡蛎、山茱萸、生杭芍、海螵蛸、茜草、棕榈炭、五倍子）。虽有大队固涩止血之品，但都为佐药，而仍以白术、黄芪益气健脾以固冲摄为君，故此方可用于倦㿏质之血崩者。而《太平惠民和剂局方》之震灵丹（禹余粮、紫石英、赤石脂、代赭石、乳香、没药、五灵脂、朱砂）也有大队固涩止血之品，但配有五灵脂、乳香、没药等辛温之品，有活血化瘀、理气止痛之功。此方就不适合倦㿏质，但却切合素有气滞血瘀、经血紫暗而多块的晦涩质者。燥红质者血崩，则应用芩连四物汤，当先清热凉血，其血自止。

再就带下而言，也并非专用固涩的。倦恍质者带下，可选用补中益气汤。腻滞质之偏热者，可用四妙散；偏寒者可用《体质食疗学》所拟四仁赤扁豆汤（冬瓜仁、苡仁、苦杏仁、白蔻仁、赤小豆、白扁豆、山药）；燥红质者，可用知柏地黄丸；迟冷质者，可用四神丸；晦涩质者多赤带，可选用四妙散合四物汤。由此可见，带下也应辨质而治。当然，对于气血精液耗散滑脱诸症在辨质论治的基础上，即以体质宜忌为根据，也可以适当加些固涩之品，其疗效当更好。

八、安神剂

凡以重镇安神或滋养安神的药物为主组成，具有安神作用以治疗神志不安的方剂，统称安神剂。

神志不安是对某些精神状态的笼统称呼，不是一种病或一种证，可表现为心悸、健忘、失眠、虚烦、急躁、善怒、惊恐、狂、癫等。其病机是多种多样的，可因于热，因于痰，因于虚，因于瘀，可见于多种病理体质者，故选方也应随质而定。

因于五脏之阴虚而内热心烦不安者，多见于燥红质，方选《金匮要略》酸枣仁汤。方中酸枣仁养肝血，安心神；川芎条畅气血，兼疏肝郁；茯苓宁心神，利阳水以平阴；知母崇阴水以制火，养阴清热以除烦，又能缓川芎之辛燥，这是本方调治体质之要药；佐甘草以清热调和诸药。治燥红质心烦不安之另一要方为《摄生秘剖》天王补心丹，对阴亏血少，心肾之阴不足之燥红质者尤为切合。重用生地，兼用玄参、天冬、麦冬等大队滋阴、清热、降虚火之药均为纠正阴虚内热的体质而设；丹参、当归补血养心，人参、茯苓益心气而安神，柏子仁、炙远志、朱砂宁心安神，五味子、酸枣仁收敛心气；桔梗载药上行为使药。其效卓著，关键在于辨质要正确。

 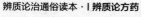

如腻滞质者，因痰而惊狂的，当祛痰以安神，忌用天王补心丹；如晦涩质者，因瘀而狂乱善忘者，当用活血化瘀以安神，可用血府逐瘀汤，每获神效；至于倦㿠质及迟冷质因虚而致惊悸健忘、恍惚失神者，则宜用补益方剂，气血足而心得养，肾阳足而心阳振，这些都属于调质的范畴。如因外感热病后期，余热未尽，阴血伤而未复而见虚烦不得眠者，则当滋阴、清热、降火以安神，可选黄连阿胶汤等治少阴病阴虚火旺之方。此方对有肝肾阴虚、肝阳上亢、心肾不交、梦遗滑泄及更年期综合征之表现为燥红质者，也有良好的调质安神作用，因为其热耗阴血的病机是一致的。由此可见，异病同质、同质同机者，可以同治。

九、理气剂

凡以理气药为主组成，具有疏畅气机、调整脏腑功能，用以治疗气滞、气逆病证的方剂，统称理气剂。

气为一身之主，升降出入，周行全身，濡养全身以维持人正常生命活动。如因劳倦过度、情志失调、饮食不节、或寒温不适等，可以引起气机运行失常，或气虚而下陷，或气滞而作胀，或气逆而不降。气虚者当补，若误用行气则其气更虚；气滞者宜行，如误补则其气更滞；气逆者当降，如误升则其气更逆。一般临床所见，气机升降失常大多属脾胃气滞，或肝气郁滞之类，前者可见脘腹胀满、胃纳欠佳、大便时干时稀等，后者则见胸腹、肋胁胀痛或月经先后紊乱或痛经等。此等见证仅属一般不适，多不为疾病单元。临床常见气滞而夹湿者（腻滞质）、夹瘀者（晦涩质）、夹虚者（倦㿠质）、夹寒者（迟冷质）、夹燥热者（燥红质），理当紧扣病机而随质化裁选方。《丹溪心法》越鞠丸可通治气、血、痰、湿、火、食等六种郁结所致的胸膈痞满，脘腹胀痛，饮食不化，吞酸呕吐等见症。人生浮沉，世间不会事事如意，每因忧思无度、喜怒无常、饮食不节而致气机失常，诸郁随起。六郁之中当以气郁为主，方以香附行气解气郁为君；佐以川芎活血化瘀行血郁，苍术燥湿治湿郁，栀子清三焦之热治火郁，神曲消食解食郁。此方仅五味中药，却统解肝脾六郁，一旦气血运行畅通，则诸郁自解。笔者在临床上每结合体质类型而化裁越鞠丸：腻滞质者，加白芷、茯苓、半夏、瓜蒌、南星等；燥红质者，去苍术之燥而加丹皮、芍药、玄参、生地等；晦涩质者，加桃仁、红花、三七粉、山楂、益母草等；迟冷质者，去栀子，加吴茱萸、干姜，甚至肉桂、附子等；倦㿠质者，重用黄芪，略加陈皮；胃纳欠佳者，加谷芽、麦芽、砂仁及山楂等，用量宜轻不宜重，宜少不宜多，重在调理。

笔者临床所见病理体质者很少需用降气重剂，偶有胃气上逆作嗳，用《金匮要略》橘皮竹茹汤即可缓解。或见肺失肃降，或肾不纳气而见气促者，常用人参蛤蚧散或人参胡桃汤而获效。

十、理血剂

凡以理血药为主组成，具有调理血分的作用，用以治疗血分病变的方剂，统称理血剂。

血分病变，一般而言可分成三大类：一是血瘀，治用化瘀法；二是出血，治用止血法；三是血虚，治用补血法。如进一步分析，应有寒热虚实之别。如血瘀可因血溢脉外而成瘀，亦可因寒凝脉内而成瘀；出血可因血热妄行，亦可因气不摄血；血虚可由于脾功能不佳而生化乏源，亦可由于长期失血而脉中空虚。所以说"见血休治血"，应着眼于病因病机，按体质病理学而论，当着眼于个体体质特征，辨质而治。

就晦涩质之血瘀而论，可结合痛的部位选用《医林改错》之诸逐瘀汤，往往能收到良好的效果。如属倦㿠质者，可用补阳还五汤益气活血通络，此方重用黄芪即针对调质而设。《金匮要略》大黄蟅虫丸则用于五劳虚极之晚期重证，并非调质之剂。如为燥红质阴虚内热而夹瘀者，当选《兰室秘藏》通幽汤，方用生地与熟地滋阴清热，亦是针对体质之剂。如为迟冷质冲任虚寒而兼见瘀血阻滞者，可选取《金匮要略》温经汤，温经与祛瘀并用，但重在温经，正如《素问·调经论》说"血气者，喜温而恶寒，寒则泣而不能流，温则消而去之"，经温而瘀可自消。方用吴茱萸、桂枝温经散寒为君药，配以川芎、生姜、半夏、当归等温性药物则可加强其温经之功力；芍药、阿胶、麦冬为滋阴养血而补冲任，人参、甘草、生姜、半夏益气和胃以资生化之源，活血化瘀药仅川芎、当归、桂枝及丹皮四味。可见全方实以温为主，故汤名温经。

对于理血剂中愿从体质学说略探《傅青主女科》生化汤之应用问题。方用当归、川芎、炮姜、甘草，功在活血化瘀温经止痛。鉴于妇女产后必有对产前血液高凝状态的调整过程，必有胎盘附着子宫内壁的坏死脱落过程，故必有瘀血内阻。因此，产后生化汤似以早用为好，将有助于产后体质状态的及早调整，如能加用益母草则其效更好。这里必须指出的是：由于产后气血骤虚，容易出现寒象，故生化汤用性温的川芎与炮干姜是合理的。但如产妇本为燥红质者，即使产后，其寒象也不明显，此时干姜宜减量或不用，或佐以丹皮少许。辨质论治的重要性于此可有领悟。

出血一症颇为复杂，病因有寒热，病机有虚实，病情有缓急轻重，故选方用药尤宜谨慎，一念之差常能造成医误药误。如肝肾阴虚而体热者，当用寒方，如《妇人良方》四生丸、《济生方》小蓟饮子等；脾肾阳虚而体寒者，当以温补止血的热方，如胶艾汤、黄土汤等；如见肺脾两虚而气不摄血者，当以补中益气汤，圣愈汤为主，加用止血如三七粉、阿胶之品。

血虚者宜补血，以四物汤为基本方。血虚者，亦有兼夹寒热虚实之不同，四物汤加减法也应以其体质类型为前提；燥红质兼见血虚者，多属气阴两虚，当用芩连四物汤，或四物汤合生脉散；迟冷质兼见血虚者，当用姜桂四物汤；倦㿠质者，气血两虚，当用八珍汤或补中益气汤、圣愈汤、当归补血汤或归脾汤；晦涩质之兼见血虚者，当用桃红四物汤为母方化裁而用。

"见血休治血"的更确切的提法是"见血要治血，玄机在调质"。

十一、祛湿剂

凡以祛湿药为主组成，具有化湿利水、通淋泄浊等作用，以治外湿为患及水湿内停的方剂，统称为祛湿剂。

湿邪有内外之分，外湿为六淫之一，内湿多因恣食生冷、嗜饮酒酪、过食膏粱厚味，致使脾运失常而水湿内停。外湿多属六淫病证，内湿多属病理体质。然同气相求，或外湿引动内湿，或内湿招引外湿也是常见的。

湿之为病，常与风、寒、暑、热相兼；湿之为质，亦可从寒化、从热化，或由虚致实，或由实致虚，或虚实夹杂。人身之中，主水在肾，制水在脾，调水在肺，故脾虚则湿生，肾虚则水泛，肺虚则水液输布失常。他如三焦气阻则决渎无权，亦能水湿内停，故祛湿必须考虑到相关脏腑之功能。内湿为患，理应分清部位，有在上焦者，在中焦者，在下焦者，在肌肤者，在经络者，在关节骨骼者，故有"治湿不利小便，非其治也""治湿不分三焦，亦非其治也"明训。我愿加一句"治湿不分体质，亦非其治也"。当然，此话不仅对湿有效，更具有普遍意义。

腻滞质者主要是内湿停滞体内所致，相当一部分是由于饮食不节，或偏嗜肥甘，或冷饮瓜果，或酒酪过量，均可使脾胃受损，运化水液失常，以致湿阻体内。在中焦可用芳香化湿之平胃散或藿香正气散；如湿从热化，可用《温病条辨》中清热利湿之三仁汤和《温热经纬》的甘露消毒丹；如湿在下焦，则可用《丹溪心法》二妙散、《伤寒论》之五苓散，以通阳化气，利水渗湿；如湿从寒化，则可用《伤寒论》苓桂术甘汤以健脾渗湿、温化痰饮，用真武汤以温阳利水及《重订严氏济生方》实脾饮以温阳健脾、行气利水。如腻滞质兼见气虚者，则可选《金匮要略》防己黄芪汤以益气祛风、健脾利水，或选防己茯苓汤以益气通阳利水。如腻滞质者久居湿地，外湿引动内湿而致风湿在表，著于筋骨时，则可用羌活胜湿汤祛风胜湿止痛。如果兼见肝肾两亏，气血不足者，则可用独活寄生汤补其气血，益其肝肾，同时祛湿止痛，病证与体质同治。

十二、祛痰剂

凡以祛痰药为主组成，具有消除痰涎作用，以治疗各种痰病的方剂，统称祛痰剂。

在西医学中，除呼吸道咳出的有形之痰外，没有其他痰可言。而在中医学中，痰是其病理学的特色之一，且其病机十分复杂。如有因瘰疬而凝成之痰核，还有无形之痰蒙心窍之癫痫。形成痰的病机与肺、脾、肾三脏有密切的关系，常言道："肺为贮痰之器，脾为生痰之源，肾为成痰之本。"故有人说"见痰休治痰""善治痰者，不治痰而治气，气顺则一身之津液亦随而顺矣""善治痰者，惟能使之不生，方是补天之手"。惜未能明示如何才能使之不生！

传统中医病因病机学认为，脾不健运，可以聚湿成痰，肺燥阴虚，则虚火烁津为痰，火热灼肺则烁液成痰，阳虚寒盛，则痰饮不化而内停，肝风内动，则夹痰上扰而为患。因此，祛痰剂即可按此五类病机，相应地分为燥湿化痰、润燥化痰、清热化痰、温化寒痰和治风化痰五类。

按笔者的理解，不同的体质类型形成不同的痰，当用不同的方剂调其体质而兼治其痰。腻滞质者，多由脾失健运而内湿留滞，聚湿为痰，十分常见，尤其是老年人，可用《太平惠民和剂局方》二陈汤燥湿化痰、《妇人良方》导痰汤、《景岳全书》六安煎及金水六君煎、《三因极一病证方论》温胆汤等都是燥湿化痰的变法。

如果湿痰化热，则当用《医方考》清气化痰丸，或《伤寒论》小陷胸汤，以清热化痰。

如果是体素阴虚的燥红质，因肺阴不足而津液受熬成痰时，理当润其燥，化其痰。当用《医学心悟》贝母瓜蒌散、《证治要诀类方》二母散、《医宗金鉴》清肺汤等润肺清热，理气化痰。上述两类方剂切不可误用，显而易见，一为燥湿，一为润燥，怎得其反。

如果体素阳虚之迟冷质者，阳不化湿，寒凝成痰，理当先用《金匮要略》苓甘五味姜辛汤温化痰饮，或《韩氏医通》三子养亲汤化痰消食兼能降气平喘。《症因脉治》亦有一方以山楂核、莱菔子、白芥子同用，其消食化痰之功效亦很明显。综上所述，应用祛痰剂亦当辨质选方。

关于风痰一类，情况比较复杂，其中有咳嗽之痰，也有非咳嗽之痰。前者常因外感风邪，肺气不宣而生痰，宜疏风化痰，重用宣肺疏风之品，如桔梗、橘红、杏仁、荆芥之类；后者则风痰内生，多由脾失健运，湿浊痰聚，肝风夹痰上扰所致，包括癫痫及脑血管意外在内，宜息风化痰，如《医学心悟》之定痫丸，以涤痰开窍、息风定痫。方用除竹沥、姜汁、胆南星、半夏、陈皮、贝母、茯苓等化痰外，还有麦冬、丹参、菖蒲凉心开窍、止痉，朱砂、琥珀、远志、茯神、灯心草镇惊安神。显然，无形的癫痫之痰不同于有形的咳嗽之痰，但本方除了重镇之品外，还加了大队化痰之品。两种"痰"的关系究竟如何？其本质是什么？值得进一步研究。

十三、治燥剂

凡以润燥药为主组成，具有轻宣外感燥邪，或滋润脏腑、生津养液作用，以治燥证的方剂，统称治燥剂。

燥和湿一样，有内外之分。外燥为六淫之一，起于秋分之燥气；内燥起于热病伤阴，或其他原因引起的脏腑津液不足。燥红质之燥多属内燥，内外相引；内燥者易感外燥，内外相兼，此其一。外燥久伤不愈，也能转为内燥，此其二。按临床所见，发于上者称上燥，责之肺阴不足，常见鼻干；发于中者称中燥，责之胃阴不足，常见口干、嘈杂易饥；发于下者称下燥，责之肾阴不足，常见咽干、烦躁、便秘、尿黄。请读者注意，上述临床所见只是人们的一些普通感觉，尚不足以构成什么病证，也就是说仅属于病理体质阶段而已。

治外燥宜轻宣，凉燥用温宣，温燥用清宣；内燥则宜用滋润。其实，只要属燥，不论内外，都离不开润药。略举数方以资佐证：《温病条辨》桑杏汤中杏仁、贝母、沙参、梨皮均为润燥之品；沙参麦冬汤更是大队生津润燥之物，益胃汤五味药全属养阴生津之药。《医门法律》清燥救肺汤治燥热伤肺、气阴两虚之重症，方中人参、杏仁、麦冬、阿胶、胡麻仁及甘草都是润肺燥之药。至于增液汤，笔者将它视为一切生津润燥之母方。该方重用玄参养阴生津，润燥清游火为君；麦冬滋液润燥，生地养阴清热为臣。笔者分析过不少有效润燥方中少不了此三者。少则一味，如麦门冬汤；或二味，如益胃汤；多则三味俱备，如百合固金汤、养阴清肺汤等。

此外，《温病条辨》五汁饮，是润燥之食疗方，具有养阴、生津、止渴的功效，与作者所著《体质食疗学》所列"冰糕五果羹"实有异曲同工之妙。

十四、其他方剂

本章仅根据体质病理学的基本原理分析中医方剂学的组成，只能示其大要，但其原理当普遍适用于各类方剂之中。如外用剂，亦应辨质而用。

如《外科全生集》之阳和汤，主要由肉桂、鹿角胶、姜炭等热药组成，功能温阳补血、散寒通滞，只能适用于一切阴疽。对于阳证痈疮，或阴虚有热者，或阴疽破溃日久而有夹杂感染者当忌。再如开窍剂，有凉开与温开之别，前者适用于温邪热毒内陷心包所致的热闭证；后者则适用于中风、痰厥等属于寒闭之证。

所谓"热闭""寒闭"，除与病因有关外，还是离不开人的体质，都应辨质论方、选药。因此，本章所论是古今方剂学中较少论及的，今后值得深入研究。

十五、小结

如果我们将所有中药按病因、症状与体质进行分析，则主要分为三大类：一类为驱除病因的，如攻下、祛风、消导、驱虫之物；一类为改善症状的，如镇咳、安神、止痛、息风之剂；一类为针对体质特征的，如补气、养血、壮阳、滋阴之品。

而用药之禁忌有相当一部分是体质之宜忌。如倦㿠质忌破气药、腻滞质忌养阴药、燥红质忌辛燥药、迟冷质忌苦寒药、晦涩质忌凉血涩血药等，如表5-1。在方剂的运用上，同样存在着体质宜忌的类似情况，如表5-2。如以体质类型为经，五脏定系为纬，并将二者结合起来，选方配药则如表5-3所示。

表5-1　常用药之体质宜忌举例

	宜	忌
晦涩质	川芎、乳香、没药、三棱、莪术、丹参、桃仁、红花、蒲黄、五灵脂等	地榆
腻滞质	藿香、苍术、砂仁、茯苓、车前草、滑石、木通、厚朴等	熟地、玄参、麦冬、甘草、肉苁蓉等
燥红质	沙参、麦冬、天冬、熟地、生地、石斛、玉竹、龟板、百合等	桂枝、苍术、羌活、独活、肉桂、鹿茸、巴戟天、白芥子等
迟冷质	鹿茸、仙茅、淫羊藿、菟丝子、巴戟天、肉桂、附子等	黄芩、女贞子、鳖甲、葶苈子、滑石等
倦㿠质	熟地、首乌、白芍、当归、人参、黄芪、山药、大枣、阿胶等	羌活、枳实、莱菔子、苏子、乌梢蛇、全蝎等

表 5-2　常用方剂之体质宜忌举例

	宜	忌
晦涩质	血府逐瘀汤、通窍活血汤、越鞠丸等	虚寒血证及初起夹有血瘀者，忌地榆丸等
腻滞质	二陈汤、苓桂术甘汤、五苓散、藿香正气散、四妙散等	温病入营而夹湿者，忌清营汤；暑而夹湿者，不宜用王孟英清暑益气汤等
燥红质	六味地黄丸、叶氏养胃汤、一贯煎、补心丹、清燥救肺汤等	热伤阴液，舌质绛红，不宜用黄连解毒汤；疮疡阴虚有热，忌阳和汤等
迟冷质	金匮肾气丸、理中汤、参附汤、补肺汤等	脾虚便溏者，忌用百合固金汤；肺痿属于虚寒者，忌用麦门冬汤等
倦㿠质	人参养荣丸、圣愈汤、当归补血汤、补中益气汤、归脾汤等	气虚阴亏者，忌用大承气汤；气血虚弱者，不宜用麻黄汤；阳虚失血者，不宜用犀角地黄汤等

表 5-3　辨质论治选方配药举例

		方剂	药物
倦㿠质	心	归脾丸、炙甘草汤、酸枣仁汤	茯苓、酸枣仁、柏子仁、合欢、甘草、熟地、当归、龙眼肉
	肝	当归补血汤、四物汤、八珍汤、归脾汤、酸枣仁汤	酸枣仁、柏子仁、甘草、夜交藤、熟地、当归
	脾	归脾丸、补中益气汤、四君子汤、保元汤、理中汤、参附汤、术附汤、芪附汤	酸枣仁、合欢、人参、党参、太子参、山药、大枣、甘草、黄精、饴糖、蜂蜜、肉豆蔻、蛤蚧、当归、神曲
	肺	补中益气汤、玉屏风散、独参汤、参麦饮	合欢、人参、党参、山药、甘草、太子参、黄精、蜂蜜、蛤蚧
	肾	注：传统医学多将肾气不足归入肾阳不足中，见迟冷质	

		方剂	药物
燥红质	心	天王补心丹、导赤散、甘麦大枣汤、珍珠母丸、黄连阿胶汤	栀子、竹叶、牛黄、生地、丹皮、黄芩、黄连、金银花、连翘、紫花地丁、龙骨、代赭石、钩藤、桑椹子、麦冬、百合、龟甲、浮小麦
	肝	一贯煎、二至丸、石斛夜光丸、杞菊地黄丸	薄荷、牛蒡子、蝉蜕、菊花、柴胡、大黄、芦荟、栀子、决明子、青葙子、牛黄、生地、丹皮、赤芍、丝瓜、黄芩、黄连、龙胆草、苦参、蒲公英、败酱草、土茯苓、青蒿、牡蛎、代赭石、钩藤、蚯蚓、白僵蚕、全蝎、川楝子、仙鹤草、白芍、乌梅、枸杞子、桑椹子、胡麻仁、女贞子、旱莲草、龟甲
	脾	益胃汤、玉液汤、景岳玉女煎、清胃散、大承气汤	葛根、升麻、大黄、芦荟、石膏、知母、栀子、竹叶、芦根、玄参、丝瓜、黄连、苦参、蒲公英、白鲜皮、土茯苓、蚯蚓、枳实、沙参、西洋参、麦冬、石斛、玉竹、胡麻仁、乌梅
	肺	清燥救肺汤、养阴清肺汤、百合固金汤、麦门冬汤、琼玉膏、泻白散、清络饮	薄荷、蝉蜕、桑叶、升麻、石膏、知母、栀子、芦根、玄参、地骨皮、丝瓜、黄芩、金银花、鱼腥草、前胡、瓜蒌、沙参、西洋参、石斛、乌梅、天冬、麦冬、百合、玉竹、胡麻仁、胖大海
	肾	六味地黄丸、玉液汤、左归丸、七宝美髯丹、河车大造丸、增液汤、大补阴丸、虎潜丸	知母、生地、玄参、地骨皮、黄柏、牡蛎、龙骨、蚯蚓、山药、熟地、枸杞子、桑椹子、天冬、石斛、胡麻仁、女贞子、旱莲草、龟甲

		方剂	药物
迟冷质	心	圣愈汤、参附汤、芪附汤、术附汤、四逆汤	桂枝、附子、干姜、石菖蒲、远志、骨碎补、湘莲
	肝	温经汤、暖肝煎、当归四逆汤	荆芥、防风、肉桂、吴茱萸、小茴香、石菖蒲、天麻、白蒺藜、蜈蚣、制香附、三七、鹿茸、锁阳、沙苑蒺藜、淫羊藿、杜仲、韭子、首乌、覆盆子、续断、菟丝子、山茱萸
	脾	附子理中丸、小建中汤、黄芪建中汤、苓桂术甘汤、大黄附子汤、温脾汤	紫苏、荆芥、防风、生姜、葱白、附子、干姜、肉桂、吴茱萸、蜀椒、丁香、小茴香、木香、陈皮、大腹皮、韭白、益智仁、芡实、湘莲、桑螵蛸
	肺	苏子降气汤、人参核桃汤、玉屏风散	麻黄、桂皮、紫苏、白芷、丁香、细辛、生姜、葱白、干姜、蜀椒、远志、陈皮、韭白、核桃仁、五味子
	肾	金匮肾气丸、右归丸、二仙汤、龟鹿二仙膏、全鹿丸、龟灵集、四逆汤、参附汤、真武汤	麻黄、桂皮、细辛、附子、干姜、肉桂、吴茱萸、蜀椒、丁香、小茴香、远志、肉苁蓉、巴戟天、核桃仁、蛇床子、杜仲、续断、骨碎补、首乌、龙眼肉、乌贼骨、芡实、鹿茸、锁阳、沙苑蒺藜、补骨脂、益智仁、阳起石、仙茅、淫羊藿、山茱萸、菟丝子、五味子、湘莲、桑螵蛸、覆盆子、金樱子

续表

		方剂	药物
腻滞质	心	注：传统中医学中，心无湿	
	肝	龙胆泻肝汤、茵陈蒿汤	车前子、茵陈蒿、萆薢、独活、五加皮、海风藤、桑枝、白花蛇、乌梢蛇、桑寄生、昆布
	脾	参苓白术散、厚朴温中汤、温胆汤、藿香正气散、半夏白术天麻汤、香薷饮、平胃散、三仁汤、甘露消毒丹、实脾散	藿香、佩兰、厚朴、草蔻、茯苓、茵陈蒿、滑石、苡仁、冬瓜仁、萆薢、陈皮、白扁豆、莱菔子、麦芽、谷芽、半夏、旋覆花
	肺	二阵汤、小陷胸汤、苓甘五味姜辛汤、温胆汤、清气化痰丸	厚朴、茯苓、车前子、苡仁、冬瓜仁、陈皮、莱菔子、白芥子、旋覆花、桔梗、贝母、竹沥、海藻、苦杏仁、紫菀、苏子、枇杷叶、银杏
	肾	八正散、二妙散、四妙散、五苓散、猪苓汤、五皮饮、萆薢分清饮	茯苓、猪苓、泽泻、车前子、滑石、苡仁、萹蓄、瞿麦、金钱草、五加皮、威灵仙、桑寄生、昆布
晦涩质	心	补阳还五汤	蒲黄、郁金、丹参、益母草、红花、苏木、桃仁、血竭
	肝	血府逐瘀汤、四逆散、少腹逐瘀汤、逍遥散、生化汤、失笑散、越鞠丸、金铃子散、桃红四物汤	蒲黄、五灵脂、三七、白及、大蓟、茜草根、地榆、槐实、侧柏叶、藕节、艾叶、川芎、乳香、没药、郁金、三棱、丹参、王不留行、鳖甲、丹参、益母草、瓦楞子、桃仁、山楂、鸡血藤、泽兰、牛膝、水蛭、血竭、红花、月季花、苏木、虻虫
	脾	丹参饮、保和丸	白及、茅根、藕节、艾叶、瓦楞子、苏木、王不留行、延胡索、鳖甲、鸡肉鱼、泽兰、山楂

		方剂	药物
晦涩质	肺	瓜蒌、薤白白酒汤	白及、侧柏叶、茅根、藕节、郁金、瓦楞子
	肾	注：传统中医学中，肾无瘀	

关于"以体质类型为经，以五脏定系为纬"的具体运用原则，在此再以张景岳新方补阵中的一、一加减及二、三、四、五阴煎为例作为示范（表5-4）。

表5-4　张景岳六阴煎比较

方名	主要功用	药物					
		生地	熟地	山药	麦冬	甘草	
一阴煎	滋肾降火（轻）						牛膝、丹参
加减一阴煎	滋肾降火（重）	√	√	√	√	√	知母、地骨皮
二阴煎	清心宁神	√			√	√	枣仁、玄参、黄连、茯苓、木通
三阴煎	调养肝血		√	√		√	当归、枣仁、人参
四阴煎	养阴润肺	√		√	√	√	百合、沙参、茯苓
五阴煎	滋阴健脾		√	√		√	山药、扁豆、茯苓、五味子、人参

以上六方均可调补燥红质之真阴不足，其中以生地、熟地、山药、麦冬、甘草为基础；一阴煎与加减一阴煎滋肾降火，加牛膝、丹参、知母、地骨皮；二阴煎兼清心，加枣仁、玄参、黄连、木通；三阴煎兼养肝血，加当归、枣仁、人参；四阴煎兼润肺，加百合、沙参；五阴煎兼健脾，加山药、扁豆、茯苓、人参等。

其余四种病理体质均可按此原则举一反三。如调理倦㿠质者可先以张景岳的大补元煎为基本方、晦涩质者以桃红四物汤为基本方、腻滞质者以胃苓汤为基本方、迟冷质者以四逆汤为基本方，然后再按五脏见证灵活加减。

对上述诸表需作如下说明：

（1）往往一药同时归多经，如何首乌同时归入肝、心、肾三经，仙茅归入肾、肝、脾三经。一方可以调数脏，如归脾丸可调心、脾与气血。因此，表中所归纳的主要作用是名家临证用方之经验，归经只是相对意义。

（2）按传统中医药学之认识，心系无湿证、肾系无瘀证、肾气不足常归入肾阳不足之中，因此表中缺该项内容。其实并不如此，读者可以自己补上。

（3）我们在辨质论治一开始，即指出证与质的异同。同时认为，治证之方药可用于调质，用于治病；更何况还有辨质论食，以食为药调质的新论。希望读者深思体悟。

因为中医很少用单味药治病，讲究用药配伍，因而上述宜忌具有相对的意义，但并不因此而否定体质类型与药物宜忌之间客观存在的相互关系，如果方药的药性与体质相忌，用后将引起不良反应。

治则、方剂与药物均应视体质而异。同一方剂与药物在掌握剂量与治疗进程上，亦应视体质而有所不同。

叶天士《外感温热篇》中所论尤为透彻："吾吴湿邪害人最广，如面色白者，须要顾其阳气，湿胜者阳微也。法应清凉，然到十分之六七，即不可过于寒凉，恐成功反弃。何以故也，湿热一去，阳亦微衰也。面色苍者，须要顾其津液，清凉到十分之六七，往往热减身寒者，不可就云虚寒，而投补剂，恐炉烟尽息，灰中有火也，须细察精详，方少少与之，慎不可直率而往也。又有酒客里湿素盛，外邪入里，里湿为合。在阳旺之躯，胃湿恒多；在阴盛之体，脾湿亦不少。然其化热则一。"这说明临床治疗应考虑到患者之体质特征，其对掌握治疗之分寸极为重要。

　　我在临诊辨质论治时，常按此六步操作：

　　（1）患者一进诊室，即望其神、色、形、态，尤以其面色与神情为要。

　　（2）坐定之后，边问主症，边切脉。

　　（3）望舌象，一望即可，不宜久视，久视后舌质可现假象。

　　（4）细审脉象，但重视初按之象。

　　（5）定主质与兼质，再从主证与兼证定脏腑，审质求因。

　　（6）定主方，选主药，随质加减、随证加减；最后，细审各药之剂量，并叮嘱食物之宜忌。

　　辨质论治重在调理以治未病，可为上工。见有证候时，质与证同时调治，一举两得。在此，只能示以规矩，不能示以方圆。"神而明之，存乎其人"，请读者深思。

VI

辨质论饮食

辨质论饮食是以新的体质学说为基础，论述食疗的理论与方法，通过针对个体的体质特点，科学地调配日常饮食，以食为药，达到强身、防病、治病、延年益寿的目的。它是食疗学与体质学结合的产物，亦是自然疗法，即非药物与非手术治疗的一个重要组成部分，人们将以调整生活起居、饮食、运动等预防医学与养生术为重点。

在西方，自 1920 年以来，通过膳食手段改进营养，是沿着三条路线进行的。①以营养素强化食物，即在食物中增加一些人类必需的营养物质，如碘、维生素、矿物质等；②强调蛋白质的互补作用，推广脱脂奶粉、豆粉、鱼粉和蛋白粉等；③最近 20 年来，用遗传工程来改造某些特殊食物营养素的质量。由此可见，其注意力仍然着重在群体和营养物质的补充上。

有鉴于此，笔者将食疗与体质结合起来，创《体质食疗学》而详加论述，以弥补古今中外食疗法与食养法之不足。

一、辨质论饮食原理

（一）天下一气论

元气论是中国传统文化中占主导地位的哲学自然观，因为这一理论体现了中国古代科学家对自然、对生命、对人类生老病死过程的基本认识，欲探索中国饮食文化之源流必须从此开始。

"元气"是什么？"元气"一词有两层意思：一是指天地万物之本原，即天地未分以前的浑沌之气；二是指天地之间一切气的总体。《素问·宝命全形论》

说："人以天地之气生，四时之法成……天地合气，命之曰人。"由此可见，人来自天地之气。同样道理，食物也是万物之一，也由气构成。谁都知道，食物与人的生命活动密切关联。《素问·六节藏象论》说："天食人以五气，地食人以五味……气和而生，津液相成，神乃自生。"说得明白一点，古人认为人是天地之气按四时之法在一定条件下形成的，食物也是如此。人的生命活动是靠天之气与地之味"合并"而成的。合则成人，散则还气返归大自然。

在这里，笔者提出一个"人食同气"的新命题。

中国古代哲学家认为，万物都来源于浑沌之"气"，但浑沌之气经分化发展之后，可形成许许多多不同形态与性能之气，推之可千，推之可万，千变万化，以至无穷。它们按不同的比例、不同的结构组成天下无一相同的万物，这是气的一种特性。但异中有同，气还有另一种特性是万物之间还可按其相似之处分成不同的"类"，在同类东西之间存在着"类同则召，气同则合，声比则应"的自然感应关系。一般都用这种关系去解释乐器共振、磁石吸铁和人与天地相应等现象。笔者则用此来解释人体与食物之间"人食同气"的新命题。

"人食同气"的涵义：人与食物都是天地间之气聚合而成的有形之物。食被人所食，可以进入人体经消化吸收而被同化。根据"类同则召，气同则合"的原理，聚成人之气与聚成食之气必然类同，因为类同，所以食可以养人，保证人体的生成、生长与发育。同时，凡与人体不同类的物必不能成为食，甚至可成为毒，如砒石可以杀人、可以散气。

这里必然会引申出另一个问题，即什么是药？首要的前提是人与药必须是同气的，否则药不能进入人体，参与人体的新陈代谢以纠正人体内之偏差。其次，药气与人气同中有异，故药能够纠正人体之偏。根据异的大小决定药之毒性，大异者大毒，小异者小毒，无异者无毒便成为食。但即使是食，是不是绝对与每个人同气呢？这是从"人食同气"中引申出来的第二个问题。笔者认为：天下没有两个完全相同的人，但可以把人类分成若干类型；天下也没有性味完全相同的食物，但也可以按四气五味把它们分成若干类型。因此，就产生了生物学里的物种学说与医学人类学中的体质学说。其结论是不同类型的人只能与其相应类型的食物"相合"，与其不相应的食物类型"相斥"。相合者为食，相斥者为毒。食与毒与人体间之关系为"食物之体质宜忌"所应研究的课题。辨体质论饮食的根本原理就在于此。

（二）药食同源论

"药食同源"是说中药与食物是同时起源的。

　　《淮南子·修务训》称："神农尝百草之滋味，水泉之甘苦，令民知所避就。当此之时，一日而遇七十毒。"可见神农时代的药与食不分，无毒者可就，有毒者当避。随着经验的积累，药食才开始分化的。在火运用后，人们开始熟食，烹调加工等技术才逐渐发展起来。由此可见，在中医药学的传统之中，论药与食的关系是既有同处，亦有异处。但从发展过程来看，远古时代是同源的，后经几千年的发展，药食分化；若再往今后之前景看，笔者预见又将返璞归真，以食为药，以食代药的时代终将来到。

（三）药食同性论

食物与药物一样都能表现出一定的性能，亦有四气、五味、升降、浮沉、归经及毒性等特性。

　　四气又称四性，即寒、热、温、凉四种性能。《神农本草经》云："疗寒以热药，疗热以寒药。"《素问·至真要大论》亦说："寒者热之，热者寒之。"食物的这种寒、热、温、凉是与病理性的寒热相对而言的，亦可以说是与病理体质的寒热相对而言的。五味就是食物的辛、甘、酸、苦、咸五种味觉特征，实际上应加淡味共六种。中医药学认为，味觉与食物的性能有关，《至真要大论》说："辛甘发散为阳，酸苦涌泄为阴，咸味涌泄为阴，淡味渗泄为阳。"根据历代医家的用药经验认为：味辛的能散，能行，能润；味甘的能补，能和，能缓；味淡的能渗，能利；味酸的能收，能涩；味苦的能泄，能燥，能坚；味咸的能下，能软坚。每一种食物都具有气和味，因此必须综合起来看。例如同为寒性，但有苦寒和辛寒之别；同为甘味，却有甘温与甘寒的不同。因此，在选食与配伍上只有兼顾，才能切合实际的体质状态，而使食物与体质对应合拍。食物的升降浮沉亦是同临床表现的趋向相对而言的。凡具有升浮作用的食物，都主上行而向外，有升阳、发表、散寒等作用，可用于向下的症状如便溏、崩漏、脱肛及向内的症状如表邪不解等；凡具有沉降作用的食物都主下行而向内，有降逆、收敛、清热、渗湿、泻下等作用，可用于向上的症状如气逆、喘息等及向外的症状如阳气浮越而发热、自汗、盗汗等。

　　食物亦具有归经的特性。归经是指食物对于机体的某些部分具有特殊的作用，即对某些脏腑或经络具有特殊的作用，例如杏仁入肺经、莲米入心经、山药入脾经、核桃仁入肾经、山楂入肝经等，亦有兼入二脏或三脏的。因此，某些部位的病变或症状宜首选入该部的食物，将获得较为满意的效果。

　　关于食物有毒无毒的问题，要进行具体分析。有五种不同情况：一般而言，食物都属无毒的，即使有毒亦仅有小毒。有大毒者，一般早被人们从食物中排除出去而成为"药"了。但亦不尽然，有些食物仍然是有毒的，例如杏仁、白果含一定量氢氰酸，故有小毒。第二种情况是一种本身无毒的食物，如果食之过久，可以引起机体阴阳偏差而造成危害，中医学称此现象为"久食增气"。笔者在四川时，临床每多见嗜辛辣如命者，往往有体质上的偏差，多为燥红质，建议停辣后，其健康情况明显好转。食物本身虽属无毒，但偏食损害了健康，其结果与有毒无异。第三种情况是某些食物有品种上的差异或异常，如《食鉴本草》所载"一切鱼，诸鱼目能闭合，逆鳃、无鳃、连珠、连鳞、白著，腮有丹字，形状异常者不可食。"这是古籍记载，其可信程度需进一步核实。第四种情况是食物过

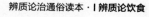

敏，有不少患者对某些食物有过敏反应，江浙一带以鱼虾、螃蟹为多见。第五种情况是"忌口"，这是指患者服药期间对某些食物的禁忌，违反禁忌则可引起中毒。以上无论是对食还是对药均具有同等重要的意义。

（四）药食同理论

因中药与食物渊源相同，故凡能用于药疗的理论都应适用于食疗。现择中医学中有关体质食疗学的基本原理摘要论述如下。食物的阴阳、气味、形精、归化与人体的生理过程是密切相关的。

《素问·阴阳应象大论》说："阳为气，阴为味；味归形，形归气；气归精，精归化；精食气，形食味；化生精，气生形；味伤形，气伤精；精化为气，气伤于味。"人摄入五味的食物，取其精华而滋养形体，所以说"味归形"。只有形体充实了，真气才能旺盛，表现为种种生命活动，这就是"形归气"。在旺盛的真气促动下，则精血自然生成，这是"气归精"的道理。精血充盛了，人身的气化过程得以实现，这是"精归化，化生精"的辩证转化过程。在此过程中，形、味、精、气的相互关系是极为复杂的，任何一种过程发生了过与不及，即能影响其他过程。《素问·阴阳应象大论》在此紧接着论述说："阴胜则阳病，阳胜则阴病。阳胜则热，阴胜则寒。"这句话是紧接着气味食性而论的，其实是针对食疗发表的宏论，对体质食疗学而言是非常要紧的。惜古今学者，包括《类经》在内，都没有将这句话与饮食联系起来，都引申为疾病发生发展的一般原理加以运用了。笔者体会这句话是指食误引起的后果而言的，试将此翻译如下："如果寒性的苦酸食物吃多了，则能损伤人的阳气而为病；如果热性的辛甘食物吃多了，则能损伤人的阴气而为病。过食辛甘，使人生内热而易发热病；过食苦酸，则使人生内寒而易患寒病。"《素问·至真要大论》说："久而增气，物化之常也。气增而久，夭之由也。"这句话也是紧接"五味入胃"发表的议论。这是说五味偏胜，食之过久，将影响人体内的新陈代谢，产生寒热偏胜，久而久之影响人的体质，甚至造成疾病，以至夭亡。《素问·通评虚实论》说："消瘅仆击，偏枯痿厥，气满发逆，甘肥贵人，则高粱之疾也。"王孟英《潜斋医话》根据《内经》的理论及其临床所见，生动地指出："肥甘过度，每发痈疽，酒肉充肠，必滋秽浊，熏蒸为火，凝聚成痰，汩没性灵，变生疾病。"笔者认为，"内生六气"为病，很多是吃出来的；病理体质形成的重要病机之一是饮食不当；治疗"内生六气"与纠正病理体质当首先从调整饮食入手，可以收到"治病求本"、事半功倍的效果。在日常生活中，人们对"食物致病"与"食物治病"的理论没有予以足够的重视。《素问·阴阳应象大论》中又说："形不足者，温之以气；精不足者，补之以味。"对于形体瘦弱者，当先用能催发肾阳之气的食物治之，以使其真气旺盛，然后可以加速吸收食物之精华以充形体。凡精不足者，必须补之以厚味的血肉有情之物，这样才能填其精而益其气。笔者认为，无论形不足，还是精不足，都应从食养入手，以补其命门之水火为要务。

药食配合可祛病养生。药食同源，药食同性，如将药与食运用合法，能收相得益彰之效。

（五）药食同效论

既然同意药食同源、同性、同理，那么，同效将是必然的逻辑结论。

在笔者与人们交谈过程中，大家对食效问题尚有不少疑惑，较多的是食物有无副作用？食物有无炮制与配伍问题？为什么说"药补不如食补"？药膳与食疗有何异同？对西方营养学如何评价？对此，笔者的理解：①食物与药物一样，误用后都会产生副作用，关键在于用之当与不当。所谓不当，在此不仅是指暴饮暴食、不讲卫生，更深刻的是指食物的性味与你的体质类型不合，例如寒体吃寒性食物、热体吃热性食物均属不当，都会产生不良后果。误食的后果，轻则无妨，重则丧命，不轻不重可以致病。笔者见过寒体久食冰糕而致闭经、白带淋漓的，见到热体嗜食火锅而出血的。②食物有炮制问题。食物经炮制（即烹调）以后成

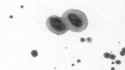

分会变：脂肪与蛋白质经爆、炸、熏、烤以后可以产生致癌物质；火腿与硝肉中含有多量亚硝酸盐，都对人体不利。因此，我不赞成，甚至反对单纯追求色香味而置自身健康于不顾者。食物有配伍技巧，一个好的食谱，同样有君臣佐使的合理搭配。③已如前述，药与食之异同主要在于对人体作用之强弱，药性较食性猛烈，故有"用药如用兵"之喻，误药之后果比误食更加严重与迅猛，此其一。用药须医生处方，去药店配药，但食补不必求人，自己可去菜市场选购，食补比药补方便，此其二。"良药苦口"，药多有异味，不能久用，小儿更不喜欢；菜肴美味可口，可以久食，此其三。药市管理困难，伪劣产品伤人脑筋；买菜则较少此等麻烦，此其四。如此说来，岂非"食补胜于药补"！④药膳是食加药，如天麻煮鱼头、虫草炖鸭。食疗是以食为药，以食代药，如龙眼、大枣、生姜等都是药，同时又都是食，即可把菜篮子看成是药篮子。如何装好自己的菜篮子？其学问就在于"知己知食"，知道自己的体质特征，知道常用食物的性能，将两者科学地结合起来，达到以食代药、增强体质、延年益寿的目的。⑤西方营养学是在西方自然科学观、还原论分析法的指导下形成的理论体系，有其可取之处，特别是对食物各种成分如蛋白质、脂肪、碳水化合物、维生素、微量元素之结构与功能有比较具体的了解，对它们在体内的代谢过程有分子水平的实验性论证。但西方营养学对治疗学的研究常有较大的局限性，善于应用补充疗法与对抗疗法，缺什么补充什么，多什么排除什么，而不像中医药学那样用调整疗法。它既不知道食物的性味与功能，更不知道运用食物可以调整体质，食物应因人而异。笔者认为，应该尽快将两者更紧密地结合起来，创立崭新的具有现代科学意义的体质食疗学。

二、辨质论食及食谱举要

辨质论食是体质食疗学的重心所在，也是体质学和食疗学理论如何与具体生活实践相结合，造福于人类的关键所在。个性化的辨质论食是人类对食物性能、功用在认识上的一次质的飞跃。

饮食是调整病理体质、保养正常体质的重要手段之一。

回顾中国医学发展史，可以见到：每当新的观点或理论创立之时，必然随之将创立一系列新的方剂，体质食疗学更不例外。现根据食性的温凉寒热、升降浮沉、归经理论，以及它们对脏腑功能的调节作用，将人们常用食物与体质宜忌列方于后，读者可以根据自己的体质类型调整自己的饮食。只要持之以恒，必可获得效益而达到增强体质、防病治病和延年益寿的目的。

体质治疗学的调质六法同样适用于调整体质之食疗法，在此，只是以食为药而已。

对于食物性味与病理体质之宜忌原则见表6-1。

表6-1　食物性味与病理体质宜忌表

	味		性	
	宜	忌	宜	忌
倦㿠质	甘、辛	苦	温、平	寒、凉
腻滞质	淡	酸	温、平	寒
晦涩质	辛、甘	苦、酸	温、平	寒
燥红质	甘	辛	凉、寒、平	温、热
迟冷质	甘、辛	苦	温、热、平	凉、寒

注：由于食疗方多按君臣佐使配伍而用，故表中宜忌不是绝对的，应灵活运用。

以下各种治则与食疗代表方剂，仅是择要举例，读者当举一反三，随质加减。

（一）燥红质用滋阴清热润质法

燥红质者常见颧红唇赤、手脚心发热、口干咽燥、耳鸣目眩、牙齿松动、便秘尿赤、多梦遗精、舌红少苔、脉细数或弦，或口干思饮而饮不解渴，或消谷善饥。

形成燥红质的主要病机在于精、津、液之亏损，导致阴虚内热而燥生，故其治质大法应为滋阴清热，增其津液而清其内热，以达润燥的目的。

1. 兔肝菠菜汤

组成与制法：兔肝一具约 90g，菠菜 100g。按常法共煮作汤，汤成后加芝麻油 1g。

功效：滋补肝肾，滋阴润燥，养血止血，泻火下气，清肝明目，增乳。

主治：阴虚内热，口咽干燥，大便秘结，相火亢盛之强中；肝热所致的眼睛肿痛，头晕目眩，夜盲症，腰膝酸软，头发早白，产后乳汁不足。

食谱释义：这是清肝热，养肾阴之重要食谱。功在滋补肝肾，兼有泻火下气、凉血止血的作用。阴虚生内热，故可见口咽干燥而便秘。因内热而迫血妄行，可见齿龈衄血；肾水不足，水不涵木，肝火上炎，可致眼睛肿痛；肝血不足，可见目眩、夜盲等症。发为华盖，由于肝肾不足而须发早白。兔肝为主食，性味甘、苦、咸、寒。咸入肾而苦寒清热。兔肝入肝经，以肝补肝，能疗肝虚之目眩昏晕；清肝热而退眼睛肿痛。菠菜性甘而凉，入胃、大肠与小肠经，为辅食，因菠菜具有滋阴润燥的功能，因此能疗津液不足所致的口渴、思饮、肠燥便秘等症。又因菠菜性凉而入胃、大肠、小肠经，故能泻火下气、凉血止血，以疗诸血证。黑芝麻油性味甘、平，入肝、肾、肺、脾四经，能滋补肝肾，治疗因肝肾精血不足的眩晕、头发早白、腰膝酸软等证。芝麻油为油类中具有明显润燥通便者，兼治皮肤干燥不润等燥象。芝麻还有养血增乳的作用，故能用于产后血虚所致的乳汁不足，对产后调养也有帮助。

由这三种食物配合成汤，既可口，又有营养，对燥红质之形成机理与临床表现更具针对性。

注意事项：脾肾阳虚者，忌食。又因菠菜和麻油具有润肠作用，故便溏腹泻者不能误食。同时菠菜含有草酸类成分，能影响钙的吸收，故小儿每次不宜多食，可少食多餐。

《备急千金要方·食治》称兔肉不能与芥菜共食。《食疗本草》称兔肉不能与生姜共食。

2. 鸭肉包子

组成与制法：鸭肉（去骨）100g，黑豆煮烂，黑芝麻炒熟20g。加盐少许，三物共拌和为馅。用粗制小麦（连皮）磨成面粉代精白面做包子。

功效：滋补肝肾，增液润燥通便，利水消肿，养血增乳，祛风除热，明目。

主治：阴虚内热，口干咽燥，大便秘结，肝虚目眩，腹胀，脚气，肾虚腰膝酸痛，骨蒸潮热，盗汗自汗，口渴引饮等证。

食谱释义：此食谱具有滋补肝肾，增液润燥的功用；兼能利水消肿。治阴虚内热，津液亏损而致咽干舌燥、大便秘结等。鸭肉性味甘、咸、凉而入脾、胃、肺、肾经，为主食，能滋补阴液而润燥，故能治骨蒸潮热、咳嗽痰少等阴虚之象。黑豆，味甘性平入肾经，为辅食，兼为引经之使。能养阴补气，止体虚之盗汗及自汗；兼治肾虚腰痛，血虚目暗；且有祛风治热，解毒利尿的作用。故可疗水肿脚气。黑芝麻味甘性平，入肝、肾、脾、肺经，为辅食。能滋补肝肾而润燥通便，还有养血增乳的功用，故能用于产后血虚所致的乳汁不足。

本食谱所用之面粉连皮磨成。去皮小麦磨成面粉之性温，而连皮小麦磨成面粉之性凉，故能滋养心肝、益气止汗、厚胃肠、止泄泻、清热止渴。

注意事项：脾肾阳虚，便溏滑泄者忌食。不宜与木耳、核桃和豆豉共食。

3. 冰糖五果羹

组成与制法：大生梨一个连皮，香蕉二只去皮，红枣五枚（约15g）劈，龙眼肉15g，枸杞子10g。先将红枣、龙眼肉及枸杞子共煮开10分钟，待稍温后，

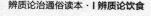

将带皮生梨及香蕉去皮切碎，放入温开水中，加冰糖（或白砂糖）适量，即能进食。

功效：滋阴润燥，清热化痰，滑肠通便，补益脾胃，补气养血，养心安神，补肝明目，壮腰健肾。

主治：干咳，烦渴，便秘，心悸，失眠，健忘，血小板减少所致的紫癜，耳鸣，目眩。并能解酒毒，降血压及胆固醇。

食谱释义：五果羹为养阴清热的重要食谱。能较全面地补益五脏而温凉并蓄，四季能用。

生梨味甘，微酸而性寒凉，入肺胃二经。能滋阴润燥、清热化痰，为燥红质滋阴养液之重要果品；香蕉性味甘寒，能滑肠而清胃肠湿热。这两种水果为本方之主食。枸杞味甘，性平，入肝肾二经为辅食，张锡纯称其性微凉，为滋补肝肾最佳之品。能治肝肾素虚及阴血不足，腰膝酸软证。《名医别录》称妇女用之能"补益精气，强盛阴道"，《本草经》说"久服坚筋骨。"大枣味甘性平，入脾胃二经，为辅食。《本草纲目》称："主心脾邪气，安中，养脾气，平胃气，通九窍，助十二经，补少气、少津液、身中不足，大惊四肢重，和百药，久服轻身延年。""润心肺，止咳，补五脏，治虚损，除肠胃癖气。"龙眼肉味甘性温，入心、脾经，能开胃益脾、养血安神、补虚长智。《神农本草经》说可治："五脏邪气，安志厌食，食用强魂聪明，轻身不老，通神明。"《泉州本草》称："壮阳益气，治妇人产后浮肿，气虚水肿，脾虚泄泻。"对于思虑过度、劳伤心脾、健忘怔忡、虚烦不眠等症，用龙眼肉治之有效，故又有"智圆"之雅号。大枣虽书载性平，但笔者在实际应用时感到性平而略偏温。龙眼肉为甘温之品，能佐生梨与香蕉之寒凉，使食谱略趋平稳，扩大运用范围。

本方可以解酒，故宴会后进食更为相宜。本食谱还是美容剂，久食身体内能发出如枣如蕉的天然香气。.

注意事项：本品虽经配伍而味甘性平略偏凉，但脾胃虚寒而便溏者不宜多服，如果改变五果之比例，增加大枣及龙眼肉的量，则服之无妨。龋齿严重者少服，或去大枣。外感初起及余热未尽时不宜服。如配食时手边无生梨，罐头食品可以代用，但效果略差。其余四果，一年四季均有供应。

4. 鲜藕汁饮

组成与制法：鲜藕 500 ~ 1000g，洗净，压榨取汁，可加白砂糖少许，随时饮用。

功效：清热止渴，凉血止血，活血化瘀，调和血脉。

主治：阴虚内热引起的消渴，鼻衄，牙宣出血，血崩，球结膜下出血及产后调养。

食谱释义：燥红质者多阴虚内热，血热易妄行。鲜藕汁味甘性凉，具有清热止渴作用，又能凉血止血，故可治阴虚内热诸证。《慈山粥谱》称："藕粥治热渴止泄，开胃消食，散留血，久服令人心欢。"孟诜称："主五脏不足，伤中气绝，益十二经脉血气。"对于妇女产后有瘀血存留者，久服甚效。《温病条辨》用五汁饮治太阴温病口渴甚者，其中即有藕汁，为甘寒救液之法。

注意事项：用于燥红质者宜用鲜藕；倦㿠质脾胃虚者宜熟用；用于产后瘀血内停者，生熟皆宜。

5. 桑椹酒

组成与制法：桑椹汁 500g。取成熟桑椹，多少不拘，洗净，榨汁，按巴斯灭菌法加温至 60℃，15 分钟后加蜂蜜（15g）适量，加入好酒少许（20mL）。

功效：滋阴养血，补益肝肾，利气消肿。

主治：肝肾两虚所致的头晕目眩，耳鸣，失眠，消渴便秘，午后潮热，须发早白，腰膝酸软等症。

食谱释义：肾为生精之处，肝为藏血之所，上述诸症均由肝肾两虚所致。桑椹味甘微凉，入肝肾两经，有滋阴、养血、增液等补益肝肾的作用。《随息居饮食谱》说："桑椹滋肝肾，充血液，止消渴，利关节，解酒毒，祛风湿，聪耳明目，安魂镇魄。"今于桑椹汁中加酒少许，李时珍认为更有"利水气消肿"的作用。

注意事项：脾肾阳虚而大便稀溏者忌服。取汁加酒时应避铁器。

（二）迟冷质用壮阳祛寒温质法

迟冷质者常见畏寒怕冷，四肢不温，腰脊酸痛，性欲减退甚或阳痿，夜尿频频而清长；耳鸣耳聋，齿摇发秃，舌淡胖伴有齿印，脉沉细无力；时或大便稀溏，或气喘乏力，或胃纳不佳，或心动过缓，或行动迟呆。

形成迟冷质的主要病机在于命门火衰，肾阳亏损而致阳虚则寒从中生，故其治质大法应为壮阳祛寒，温其质而补其元阳，壮其命火。

1. 五香羊肉

组成与制法：肥羊肉500g，煮熟，切片，加盐、生姜、大蒜、五香粉（5g）及黄酒适量（20mL）。

功效：温中补虚，开胃健力，温肾填精，暖肝补血。

主治：一切寒劳虚损，脾胃虚寒所致腹痛、反胃；肾虚所致四肢不温、腰膝冷痛、阳痿不举、夜尿频频、或小便不利；产后血虚经寒所致的腹痛、褥劳、身面浮肿。

食谱释义：五香羊肉是温补肾阳的主要食谱之一。肾阳不足，不能温暖下焦，故见腰酸脚软而冷痛，尤其身半以下有冷感，融融如坐水中；肾阳不足，既不能行气化水，又不能固摄水液，临床可见小便不利或夜尿频频。由于肾阳不振，命门火衰而阳痿不举，而且常累及肝脾，而致肝经寒凝及脾胃虚寒，以致腹痛反胃。产后肝血不足，可见腹痛、褥劳、身面浮肿，均由肾阳不振所致，故当以温肾壮阳为第一要务。羊肉味甘性温为主食。《随息居饮食谱》称："能暖中，补气，滋营，御风寒，生肌健力，利胎产，愈疝。"并称"产后虚羸，腹痛觉冷，自汗，带下，或乳少，或恶露不止，均用羊肉切治如常，煮糜食之。兼治虚冷劳伤，虚寒久疟。"《备急千金要方·食治》称："羊肉味苦、甘，大热，无毒。主中暖止痛……虚劳寒冷，能补中益气力，安心止惊，利产妇，不利时患人。"

五香粉为常用调味品，虽不同厂家的产品有不同的配方，但一般市售者多由胡椒、肉桂、山柰、八角茴香、小茴香、干姜粉等组成，为辅食，可助羊肉之甘温。肉桂辛温大热入肝、肾、脾经，为大热纯阳之品，性能下达，暖丹田，壮元阳，补命火，温通血脉，能治关节腰肢疼痛。香味穿透之力甚强，诸经不能透达之处，以肉桂为引，则莫不达也。

干姜大辛大热，入心、肺、脾、胃、肾经，为补助上焦、中焦阳分之要品，功能回阳温中，温肺化痰，温经止血，祛风除湿。小茴香与八角茴香不同料，但性味功效相近，入肝、肾、脾、胃经。功能理气止痛、调中和胃、助阳动火。山柰味辛，性温燥，具有温中、消食、止痛的功能。五香粉与羊肉同用，可暖丹田而祛五脏之积寒，共奏壮阳祛寒温质之效。

注意事项：此食谱为辛温大热之品，凡燥红质及呈阴虚内热、相火炽盛、痰火湿蕴及外感初染或余邪未尽之时，切忌沾口，否则祸将旋至，不可掉以轻心。阴阳两虚及气阴两虚者应配伍而用，但也不可轻试。

2. 五香狗肉

组成与制法：狗肉1000g，五香粉适量，酱油250g。将五香粉与酱油配成卤水，将狗肉放入卤水中。两天后，煮狗肉至烂，切片即成。

功效：与五香羊肉同。

主治：同五香羊肉。

食谱释义：本方为治疗迟冷质之重要食谱，其作用较五香羊肉汤强，功效可与中药鹿茸相似。狗肉味甘、咸、酸，性温，功能安五脏、暖腰膝、益肾壮阳、补胃益气。《饮膳正要》称："味咸、温，无毒。安五脏，补绝分，益阳道，补血脉，厚肠胃，实下焦，填精髓。"《备急千金要方·食治》称："入脾、胃、肾经，治败疮久不收敛。"狗之睾丸调治迟冷质之效用尤胜狗肉，市售"广狗肾"即以

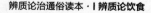

此为主，能治迟冷质之男子阳痿、女子带下。近代食物营养分析认为，此食谱除一般营养成分外，尚含嘌呤类和肌肽。新鲜狗肉含肌酸及固形物钾、钠、氯等化合物。

注意事项：①燥红质者、阴虚内热者，忌食。外感初愈，忌食。②《饮膳正要》称："不与蒜同食；九月不宜食之，令人损神。"

3. 韭菜炒虾仁

组成与制法：韭菜250g，鲜虾100g。用油锅先将韭菜炒好，然后将鲜虾100g放入再炒片刻，加少许胡椒粉（0.2g左右）即成。

功效：壮肾阳，温中散寒，健胃提神，消肿止痛，活血化瘀，下乳汁，托里解毒。

主治：盗汗，遗尿，尿频，阳痿，滑精，反胃，腹中寒；妇女带下，经脉逆行，经漏不止等。

食谱释义：肾阳不足，命门火衰，可致夜尿频频或遗尿滑泄，妇女经寒、漏下及白带绵绵等症。

韭菜味辛、微酸，性温，入心、肝、肾经，《备急千金要方·食治》称："可久食。安五脏，除胃中热……二三月宜食韭，大益人心。"

虾米味甘性温，入肝、肾经，有温补肾阳、增乳通乳及托毒的作用。海虾味甘、咸，性温，功能补肾壮阳、滋阴健胃。

胡椒味辛，性大温，入胃、大肠经，能治胃寒所致的吐泻、心腹冷痛及虚寒性白带，并能促进食欲。胡椒的研究见五香羊肉释义中。

注意事项：阴虚内热、相火炽盛者忌，久服神昏。虾为发物，有过敏性疾病者不宜食。本食谱对目疾、疟疾、疮家、癣、湿疹及痤痘均忌。

4. 虾马童子鸡

组成与制法：虾仁20g，海马10g，子公鸡1只。将虾仁与海马用温水洗净，泡10分钟后放在杀好、去毛和内脏并洗净的子公鸡上，加葱与姜少许，蒸熟到烂。虾仁、海马、鸡肉并汤都可吃完。

功效：温肾壮阳，益气补精，活血。

主治：肾阳不振，早泄阳痿，小便频数；肝经虚寒之崩漏带下等。

食谱释义：鸡肉味甘性微温，为主食。《随息居饮食谱》说："鸡肉补虚，暖胃，强筋骨，续绝伤，活血，调经，治痈疽，止崩带，节小便频数，主娩后虚赢。"

海马味甘、咸，性温，无毒，入肝肾经，为辅食。《本草纲目》称："功能暖水脏，壮阳道，消瘕块，治疗疮肿毒。"

虾仁功效见"韭菜炒虾仁"。

注意事项：用克氏海马的乙醇提取物做动物实验，证明有雌性激素样作用，能延长雌鼠动情期，并使子宫及卵巢重量增加。海马提取液所表现的雄性激素作用比蛤蚧还强。但须注意，阴虚内热者忌食。

5. 补肾健脑糕

组成与制法：核桃仁30g，柏子仁20g，莲子20g，枸杞15g，黑芝麻10g。莲子去心皮，黑芝麻碾碎相合，加少许红糖，以玉米粉及怀山药粉各200g为糕。

加减法：如腰膝酸软为主，加重核桃仁；以泄泻遗精为主，加重莲子；以心悸不眠为主，加重柏子仁；以便秘为主，加重芝麻；以眼目不清为主，加重枸杞。

功效：补肾固精，健脑益智，壮腰强筋，安神养心，健脾止泄，润肠通便，养血明目。治气短喘嗽，补五脏虚损，延年益寿。

主治：腰膝酸痛，遗精滑泄，阳痿不举，头昏眼花，视力减退，心神不宁，心悸失眠，健忘，老年便秘，产后血虚肠燥，尿频带下，血脂偏高及皮肤干燥等。

食谱释义：此食谱为食疗补脑要方，故详加讨论。

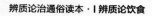

中医学认为，肾为先天之本。肾藏精，主作强，对于人的精力充沛起着重要作用。肾虚则脑转耳鸣，目无所见，腰痛胫酸，懈怠思卧；有时则见性欲衰退、滑精、精寒、早泄及四肢不温、胞宫寒冷不孕等症。在人的一生中，肾气随着年龄的增长而虚衰。肾气虚衰是老年病的本源所在，故延缓衰老必须从补肾入手。本食谱即针对补肾固精，健脑益智的主要病机配伍的。核桃仁味甘性温，入肺、肾、大肠经，为主食。李时珍称核桃仁能"补气养血，润燥化痰，益命门，利三焦，温肺润肠"，故可治："虚寒喘嗽，腰脚重痛，心腹疝痛，血痢肠风，散肿毒，发痘疮，制铜毒。"张锡纯认为："胡桃为滋补肝肾，强健筋骨之要药，善治腰疼脚痛、一切筋骨疼痛。因其能补肾，故能固齿牙、乌须发。治虚劳喘嗽、气不归原、下焦虚寒、小便频数、女子崩带诸症。其性又能开坚消瘀，治心腹疼痛、砂淋、石淋堵塞作痛，肾败不能泺水，小便不利"等症。胡桃仁所治上述诸症，老年人尤为多见。由此可见，核桃仁具有延缓衰老的作用。

柏子仁味甘性平，入心、肝、肾、大肠经，为辅食。《神农本草经》说柏子仁："主惊悸，安五脏，益气，除湿痹，久服令人润泽，美色，耳目聪明，不饥不老，轻身延年。"可见它亦有延缓衰老作用。李时珍称它能"透心肾，益脾胃，盖上品药也，宜于滋养之剂用之"。此为养心安神之要药，对于脑力劳动者、思虑过度者尤为适用。

莲子味甘涩，性平，入心、脾、肾经，为辅食，兼为佐食。《神农本草经》列为上品，称它能"补中养神，益气力，除百疾。久服轻身耐老，不饥延年"，可延缓衰老。《食疗本草》称："主五脏不足，伤中气绝，益十二经脉血气。"《本草纲目》称它具有："交心肾，厚肠胃，固精气，强筋骨，补虚损，利耳目，除寒湿，止脾泄、久痢、赤白浊、妇人带下崩中诸血病。"莲子入心经，其安神作用可加强柏子仁止惊宁心，故为辅食。莲子味涩，具收敛作用，故可藉以缓和核桃仁、柏子仁及黑芝麻通便的作用，以免滑泄太过，故为佐食。莲子具有涩精止泻的作用，故临床上常用其治疗青年男女劳心过度，思想无穷所致遗精、滑泄、白带绵绵等症，用莲子清其心而固其精是切中病机的。

枸杞子味甘，性平，入肝、肾经，为辅食。入肝经能养血以明目，入肾能补肾以生精，《本草图解》说枸杞能："补肾益精，水旺则骨强，而消渴、目昏、腰痛、膝痛无不愈矣。"故对肝肾不足，血虚精亏诸症都有疗效。《本草经疏》称："枸杞子润而滋补，兼能退热，而专于补肾、润肺、生津、益气。为肝肾真阴不足，劳乏内热，补益之要药。老人阴虚者十之七八，故服食家为益精明目之上品。"枸杞子能养肝肾之阴，张锡纯根据切身体验赞之不绝："性微凉，为滋补肝肾最良之药，其性善明目，退虚热，壮筋骨，除腰痛，久服有益。"核桃仁性温，益命门之火；枸杞子性凉，滋肾脏之水。水火既济，相得益彰，故为本食谱之辅食。

黑芝麻味甘性平，入肝、肾、肺、脾经，有润肠、和血、补肝肾、乌须发等作用，为辅食。《神农本草经》说它主治："伤中虚羸，补五内，益气力，长肌肉，填髓脑。"《名医别录》说它具有"坚筋骨，明耳目，耐饥渴，延年"等作用，《本草求真》说："胡麻本属润品，故书载能填精益髓；又属味甘，故书载能补血，暖脾耐饥。凡因血枯而见二便艰涩，须发不乌，风湿内乘，发为疮疥者，宜以甘缓、滑利之味以投。"填精益髓，是补肾健脑的同义词。

怀山药味甘性平，入脾、肺、肾经。山药味甘而能补，性平而不燥，补而不腻，为肺、脾、肾三经之要药。《本草纲目》称山药能："补肾精，固肠胃"；《医学衷中参西录》称山药能："滋润血脉，固摄气化，宁嗽定喘，强志育神。"此外，山药有止泄作用，张锡纯用薯蓣饮、薯蓣粥、薯蓣鸡子黄粥、薯蓣苤苢汤等治泄泻。核桃仁补阳有功，怀山药滋阴独胜。在本食谱中，山药既能为桃核仁补肾敛肺之辅食，又能为它滑肠通便之佐食。

玉米粉味甘性平，入脾胃经。《本草纲目》收载："玉蜀黍，释名玉高粱米，气味甘平无毒，主治调中开胃。"但现代营养学研究发现，玉米粉中含较多的不饱和脂肪酸，有助于人体内脂肪与胆固醇的正常代谢，对动脉硬化症、冠心病、心肌梗死及血液循环障碍等疾病，有一定的防治作用。由于玉米中含有大量的铁，可抑制癌的发展；还能帮助血管舒张，加强肠蠕动，增加胆汁，促使肌体废物之排除。此外，玉米中所含的玉米油有降血脂的作用；有较多的谷氨酸，而谷氨酸有健脑功能，有利于大脑细胞的呼吸作用，帮助脑组织里氨的解除；富含维生素 E，对脑力劳动的脑保健而言，无疑是极为有益的。

红糖味甘，性温，有暖胃、散寒祛风、活血消肿、舒筋、暖肝止痛等作用。迟冷质宜用红糖，因红糖性温且含铁量较高，尤宜于产后需温补者。

综观全谱，阴阳兼顾，五脏俱补，男女咸宜，老少均佳。其延年益寿及补肾健脑之功效尤为突出，不仅疗效可靠，而且取材容易，制作方便，确为十分理想的食补方剂。

注意事项：本食谱所用五种果仁之用量比例，可以随个体特征而增减。如肾虚突出时，可加重核桃仁；心虚突出时，可加重柏子仁和莲子；脾虚泄泻为重时，可增加怀山药粉及莲子，减少核桃仁与黑芝麻；便秘为重时，可增加黑芝麻，等等。

用莲子时，须去心、皮。莲子心性寒，为迟冷质所忌。一般说来，最好用红糖，实在没有时，可用少量蜂蜜代替。

外感初染及余邪未尽时，忌用此食谱。

（三）倦㿠质用益气生血健质法

倦㿠质者常见精神疲乏，面色㿠白，气短懒言，食欲不振，心悸怔忡，目眩耳鸣，手脚易麻，动辄汗出，易出虚汗，大便或稀，或努责无力，舌质淡而脉细弱。

形成倦㿠质之主要病机在于气血两虚，或因生血不足，或因失血过多，或因劳倦耗气，或因脾虚失运，或因胃虚失纳。病因虽各不同，但导致气血两虚则是一致的。因此，纠正倦㿠质当以益气生血为大法。

1. 百宝饭

组成与制法：莲米5～10g，生谷、麦芽各5～10g，核桃仁5～10g，陈皮3～5g，龙眼肉2～5g，枸杞3～5g，山药5～10g，黑芝麻2g，百合5～10g，去壳冬瓜仁5～10g，大枣5～10g；苡仁5～10g，赤小豆泥5～10g，柏子仁2～5g，红糖适量，糖山楂5g，糯米适量。先将莲子和苡仁煮到半酥，然后和其他食品一起铺在预先涂有一薄层猪油的碗底上，再铺一层糯米，碗中心放赤小豆泥与红糖，共煮到熟。消化力较差者，可煮成百宝粥。

功效：平衡阴阳，调补气血，安五脏，振精神。

主治：治五脏虚损及功能衰退，小儿发育不良，青、壮年未老先衰，须发早白，失眠梦多，便溏滑泄，遗精白带，肠燥便秘。

食谱释义：气血是构成人体的物质基础，无处不有，无处不到，人体的一切生理活动与病理反应都与气血密切相关。因此，补气血是强身治病之大法。

本食谱所选食品有补心之莲子，补脾之大枣，补肺之百合，补肝之枸杞，补肾之核桃仁，补气之山药，补血之龙眼肉，养阴润燥之柏子仁、黑芝麻；有行气化瘀之山楂，有利湿健脾的苡仁、冬瓜仁。诸食相配，名曰"百宝"，实为补益气血之古方。组方时，考虑到脾失健运之人恐有食而不化之虞，故加陈皮少许，以理气健脾、燥湿化痰。《本草纲目》称："脾乃元气之母，肺乃摄气之钥，故橘皮为二经气分之药，但随所配而补泻升降也。"故以此为佐食。各种食品之食性及营养成分，散见于本节其他食谱中，此处从略。

注意事项：①外感实热者忌。②诸食不必俱备，临床可按五脏之独虚独盛加减化裁。

2. 龙眼枣泥

组成与制法：龙眼肉300g，蜂蜜250g，大枣250g，谷芽50g，姜汁少量，麦芽50g。先将谷芽与麦芽洗净烘干，研粉待用。然后将龙眼肉、大枣洗净去核，放入锅内加水烧沸至六七成熟，然后将姜汁和蜂蜜、谷芽、麦芽粉倒入，搅匀略煮片刻，捣烂成泥。每天 1 ~ 2 次，每次 15g 左右。

功效：健脾益胃，滋补心血。

主治：各种贫血，食欲不振，面色萎黄，心悸怔忡，气虚便秘，产后浮肿，过敏性紫癜。久服益智，轻身延年。

食谱释义：龙眼肉味甘性温，入心脾二经，能开胃益脾、养血安神、补虚益智，为主食。《神农本草经》称可治："五脏邪气，安志厌食，食服强魂聪明，轻身不老，通神明。"《泉州本草》称："壮阳益气，治妇人产后浮肿，气虚水肿，脾虚泄泻。"对于思虑过度，劳伤心脾，健忘怔忡，虚烦不眠等证用之有效，故归脾汤中用龙眼肉以养血安神。《药品化义》称："桂圆，大补阴血，凡上部失血之后用之，可使脾旺统血归经。"

大枣性平，味甘。具有补脾和胃、益气生津、调营卫、解药毒；还有保护肝脏、增强肌力等功效。《本草纲目》称："枣为脾经血分药。"

姜汁味辛，微温，味辛而不荤，去邪辟恶。与大枣为伍，可以调和营卫，故《伤寒论》中常治营卫不和诸证。

蜂蜜性味甘平，具有滋阴润燥、补脾胃、补虚损、益五脏及解毒功能。《神农本草经》称："安五脏，益气补中，止痛解毒，除百病，和百药，久服强志轻身，延年益寿。"《本草纲目》称："蜂蜜入药之功能有五：清热也，补中也，解毒也，润燥也，止痛也。"

麦芽味咸，性凉，能益气调中，化食，疏肝行气，宽中下气，消腹胀。

谷芽味甘性温，能补中益气、化食消积，与麦芽相配为佐食。因龙眼肉、大枣与蜂蜜过于甜腻，如用之过量，能呆胃，引起腹满腹胀等症，现加用二芽可助消化吸收，消除此等副作用。

注意事项：①腻滞质者忌用大枣，龋齿者也忌用。《本草纲目》称："若无故频食，则损齿，贻害多矣。"《随息居饮食谱》亦说："多食患胀泄热渴，最不益人，凡小人、产后及温热、暑湿诸病前后、黄疸、肿胀并忌之。"②此方可以煮粥，用量不拘，可有加减。

3. 山药汤圆

组成与制法：山药粉 80g，莲子（去心）20g，红糖 15g，糯米粉 500g。先将莲子煮熟，捣碎，与山药粉、红糖混合为馅，用糯米粉如常法制成汤圆。

功效：补脾养胃，补肺益肾，宁心安神。

主治：食少倦怠，气血不足，心神不宁，健忘失眠，便秘便溏，消渴，白带过多，肺虚久咳，遗精遗尿。

食谱释义：山药味甘性平，归脾、肺、肾三经。《神农本草经》称："主伤中，补虚羸，除寒热邪气，补中，益气力，长肌肉，强阴。"萨谦斋《重订瑞竹堂经验方》称："山药粥治久泄。"《本草纲目》说："补肾精，固肠胃。"张锡纯《医学衷中参西录》称："能滋润血脉，固摄气化，宁嗽定喘，强志育神，性平可以常服久服。"又称："山药能滋补肾经，使肾阴足而小便白利，大便自无溏泻之患。"故以此为主食。

莲子，性味甘涩，入心、肾、脾经，为补脾益肾安神之佳品。《食疗本草》称："莲子主五脏不足，利益十二经脉血气。"《太平圣惠方》称："补中强志，耳目聪明。"可为辅食，助山药益气健脾之力，二物相配，于气虚便溏、泄泻及遗精者尤宜。

红糖，味甘性温，为一种未提纯的蔗糖，其营养成分优于白糖。有补血、破瘀，缓肝，祛寒等作用。尤于产妇、儿童及贫血患者为宜。

三种食品配合为伍，可奏补气益血之功效。

注意事项：①有外感实热时，不能用此方。②糖尿病患者用此方时宜去红糖，加赤小豆泥 15g。

4. 口蘑鹌鹑肉片

组成与制法：鹌鹑肉 100g，水发口蘑 5g。先将鹌鹑肉切片，加豆粉少许，用素油炒熟后，将水发口蘑放入，加调料即成。

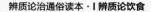

功效：补益中气。

主治：一切气血不足，身体虚弱，脏腑功能衰退诸症，产后及老年人尤宜。

食谱释义：鹌鹑素有动物人参之称，其营养价值较高，富含氨基酸，而且肉嫩，味鲜可口。

口蘑，味甘性微温，具有健脾、补肾、补气、益血的功能。

注意事项：鹌鹑蛋可以代替鹌鹑肉，炒口蘑，其功效相似。

5. 清炖鸡

组成与制法：母鸡一只，白胡椒、精盐少许。

功效：补虚，强筋骨，续绝伤，活血，调经，托毒外出，止崩带，缩小便，主娩后虚赢。温中补气，补精填髓。

主治：一切赢瘦，气血不足诸证。包括小儿发育不良，老年体弱，病后虚弱，产后虚损，久伤之疮不瘥者。

食谱释义：鸡，味甘性温，为补虚温中的要食。自古以来，是老幼皆知的滋补强壮食品。《随息居饮食谱》说："鸡肉补虚，暖胃，强壮筋骨，续绝伤，活血，调经，托毒，止崩带，节小便频数，主娩后赢"。乌骨鸡味甘，性平，更有疗效。《本草纲目》说："乌骨鸡，但观鸡舌黑者，则肉骨俱乌，入药更良。肝肾血分之病宜用之，男用雌，女用雄。妇人方科有乌鸡丸，治妇人百病。煮鸡至烂和药，或并骨研用之。"可治妇女虚劳，崩中，带下，月经不调，不育症及产后诸虚。

注意事项：①传统中医认为，雌鸡与雄鸡、老鸡与童子鸡、黄鸡与乌鸡是有区别的，但其机理不明。②黄鸡味甘性温，故燥红质者宜少吃，更不宜放白胡椒，可以鸭代之。③迟冷质者可用鸡。

6. 益气健脾饼

组成与制法：炒谷、麦芽各 15g，干姜粉 2g，大枣 250g，鸡内金 15g。炒谷芽与炒麦芽洗净，烘干，去糠谷，研末。鸡内金洗净烘干，研末，和干姜粉。红枣去核，调和为泥馅，和面粉作饼。

功效：健脾益气，开胃消食。

主治：脾胃虚弱，消化不良，中气不升，四肢乏力，胃脘痞满。

食谱释义：鸡内金之作用见"山楂鸡内金粥"，余见前述诸方。

（四）腻滞质用除湿化滞利质法

腻滞质者多见形体胖嫩，微带浮肿，胸脘痞满，口干而不思饮，身重如裹，大便不实，或尿浊黏滑，或带下绵绵，舌苔多厚腻，脉濡滑。

形成腻滞质之主要病机在于脏腑功能低下，体内水谷津液运化机能受阻，而使某些代谢产物形成痰湿积聚体内所致。《医原》认为："内湿起于肺脾肾，脾为重，肾为尤重。盖肺为通调水津之源，脾为散输水津之本，肾又为通调散输之枢纽。"因此，应从振奋肺脾肾之功能为要务，或利、或化、或燥，庶能消除体内有余之物而达到除湿化滞以利质的目的。

1. 四仁扁赤豆粥

组成与制法：薏苡仁20g，赤小豆20g，冬瓜仁15g，白扁豆15g，苦杏仁5g，白蔻仁1g，糯米150g，共煮粥。上物洗净，冬瓜仁与蔻仁去壳，加水适量，煮粥。

功效：宣畅气机，清热利湿，清暑止泻，健脾渗湿，利水消肿，定喘化痰，清热排脓，和中化湿，润肠通便，抗癌。

主治：暑湿内蕴，三焦湿滞，风湿疼痛，水肿，女子带下，肺热痰壅，咳喘，胃脘痞满，脾虚泄泻等。本食谱具有美容功能。

食谱释义：此为治疗腻滞质之食疗总方。薏苡仁味甘淡，性微寒，入脾、肾、肺经。具有利水渗湿、除痹、清热排脓、健脾止泻等功能，为主食。《神农本草经》谓其："主筋急拘挛，不可屈伸，下气，久风湿痹，久服轻身益气。"《本草纲目》称苡仁能治消渴饮水之证，且具有健脾益胃、补肺清热的功能。

赤小豆味甘酸性平，入心与小肠经。功能行水消肿、解毒排脓，亦为主食。

《本草纲目》称赤小豆之功能为："行津液，利小便，消胀，除肿，止呕"。可"治下痢澼，解酒毒，除寒热痛肿，排脓散血，而通乳汁，下胞衣难产。"陈士良《食性本草》说赤小豆"久食瘦人"。据此一说，对肥胖症似乎有效，可以一试。

冬瓜仁味甘性寒，入肺、胃、大肠、小肠经，为辅食。具有清热渗湿、滑痰排脓的功能，尤擅清下焦湿热，故《救急易方》治男子白浊、《本草纲目》用以治女子白带。对上焦湿热也有良好效果，故《千金要方》苇茎汤用治肺痈、《金匮要略》大黄牡丹汤用治肠痈。此外，冬瓜仁还有美容的功效，《神农本草经》说："令人悦泽好颜色，益气不饥。"《日华诸家本草》说："除皮肤风及黑䵟，润肌肤。"笔者验之临床，确有良效。

白扁豆味甘性微温，入脾胃经。能补脾和胃而不腻，芳香化湿而不燥，为辅食。《本草求真》盛赞扁豆健脾之功，称："盖缘脾喜甘，扁豆得味之甘，故能于脾而有益也；脾得香而能舒，扁豆禀气芬芳，故能于脾而克舒也；脾苦湿而喜燥，扁豆得性之温，故能于脾而克燥也。"白扁豆能治暑湿腹泻、脾胃虚弱泄泻及带下等证，《本草纲目》称白扁豆："能化清降浊，专治中宫之病，消暑除湿而解毒也。"白扁豆能解酒毒，与赤小豆为伍，可起协同作用。

白蔻仁味辛性温，入肺、脾、胃经，能温中化湿，对苡仁、冬瓜仁之寒性可起制约作用，故为佐食，仅用1g。其气芳香而温煦，能和胃以化浊；对于胸闷不饥、舌苔浊腻者，白蔻仁能醒脾化湿。用量不必多，而作用较明显。一般多作为调味品，很少入粥者，今用于腻滞者却有点睛之功。

苦杏仁，味苦性温有小毒，入肺与大肠经，有止咳定喘、润肠通便之功能。本食谱则利用苦杏仁之苦辛宣肺作用，以利肺气。中医学认为："除湿不利小便，非其治也。"又认为肺为水之上源，欲利水道应先宣肺气，用苦杏仁的意义就在于此。

综观本食谱，薏苡仁甘淡导下，赤小豆与冬瓜仁相辅能渗湿热；白豆蔻辛苦宣中，白扁豆相助可化湿疏肝；杏仁苦辛开上，能通利肺气。诸食合用，寓泻于补，能疏利气机，宣畅三焦，上下分消，湿化热清，腻滞质的多种不适均可自解。

如食谱中冬瓜仁与赤小豆同煮为粥，久服可以美容。如选用白扁豆与赤小豆同煮为粥，可以解酒毒。

薏苡仁、冬瓜仁、杏仁、赤小豆及白扁豆均可单独煮粥，但效果不及同用。

注意事项：①白扁豆中含有一种血球凝集和溶血性皂素，生用可引起中毒现象，如头昏、恶心、呕吐等。但不必担心，煮熟后，这些有害物质即被破坏。杏仁有两种：一为苦杏仁，苦辛宣肺，性属疏泄；另一种为甜杏仁，甘平润肺，性属滋养。本食谱用苦杏仁，意在宣肺利湿。5g苦杏仁可以待粥煮沸后加进去，以减少有效成分的损失。白豆蔻辛温，芳香强烈，比例不宜过大，如本食谱所示较为适宜。本食谱功在除湿化腻，故凡燥红质者均忌用。②此方可以做成羹、米花糖、糕点或百宝饭。③此方可以按不同病症加以化裁，如体质偏寒者可加生姜丝、陈皮丝及五香粉少许；如体质偏热者，可加绿豆。

2.鲤鱼汤

组成与制法：鲤鱼一条约1000g左右，赤小豆50g，陈皮6g，红椒6g，草果6g。将活鲤鱼除鳞，去腮和内脏，将其余食物洗净后纳入鱼腹内，加适量生姜、葱、胡椒等调味品，食盐宜少不宜多。

功效：安胎，通乳，利水，除湿。

主治：消渴，水肿，黄疸，脚气，肝硬化腹水。

食谱释义：本方仿《饮膳正要》所介绍的鲤鱼汤。鲤鱼性味甘温，入肺、脾、肾三经。具有利水、安胎、通乳的功能，为主食。

赤小豆能逐胃热，行津液，利小便，消胀除肿，通气健脾为辅食。陈皮行气燥湿，一助赤小豆利水之功，二防鱼腥食滞之弊。红椒、草果亦有温中行气之功能。

水肿、黄疸、脚气病均由湿气伤脾，脾失健运所致。全食谱恰能健脾行气，燥湿利水，故可使诸症悉除。

注意事项：全方略偏温性，如患者体素湿盛而兼阴虚内热者，宜去红椒与草果，加生怀山药片 10g，而行补气阴、疗消渴的作用。

3. 一味冬瓜汤

组成与制法：连皮冬瓜 500g，生冬瓜仁去壳 10g。洗净切片，略加食盐少许。

功效：清心火，补脾土，利湿祛风，消肿止渴，解暑化热，养胃生津，解鱼、酒等毒。

主治：水肿胀满，小便不利，肥胖，肺热咳嗽及妇女白带等。久食使肌肤白嫩。

食谱释义：冬瓜性味甘寒，入肺、胃、大肠、小肠经。具有清热渗湿，滑痰排脓，利水消肿的功能。

《神农本草经》称冬瓜能："令人悦泽好颜色，益气不饥，久服轻身，耐老"。《食疗本草》称冬瓜能："益气耐老，除胸心满，去头面热。"但又称"冷者食之瘦人，欲得体瘦轻健者，则可常食之；若要肥，则勿食也"。冬瓜皮利水功能较强，冬瓜子能疗皮肤黑䵟及酒齄鼻。《日华诸家本草》说"除皮肤风及黑䵟，润肌肤"。《本草述钩元》称能："治心经蕴热，小水淋痛，并鼻而酒齄……疗肠痈。"《本草纲目》用冬瓜子治女子白带，笔者好用此治湿热带下，其效如神。有书云，用冬瓜瓤洗面澡身，可去䵟黯，故为妇女美容之妙品。

注意事项：①加盐宜少不宜多，以防钠水滞留。②一味冬瓜汤宜经常食用，方见其效。

4. 萝卜丝饼

组成与制法：鲜萝卜连皮 250g，洗净切丝，加陈皮丝、生姜丝、或葱丝、盐少许，拌成馅，然后将面粉和水揉成面团，将上述馅填入，制成夹心饼，放入油锅内，烙熟即成。

功效：健胃，理气，消食，化痰。

主治：食欲不振，消化不良，食后腹胀，咳喘多痰。

食谱释义：萝卜辛甘无毒，有理气、化痰、清热、消食的功能。《唐本草》称其能"散服及炮煮服食，大下气，消谷，去痰癖，肥健人""生捣冲服，主消渴"。《食谱本草》称"宽胸腹，利大小便。生食，止渴宽中；煮食，化痰消导"。李时珍称萝卜为蔬菜中最有益者，故素有"土人参"之称。近代研究称萝卜含有苷酶、氧化酶、黏液素、失水戊糖、胆碱、氨基酸等成分。

加陈皮可增加和胃理气的作用，为辅食。

生姜有温胃与开胃之功能。

注意事项：①盐不宜过多，防止钠水滞留。②单味萝卜水煮，加盐少许，同样收效。

（五）晦涩质用行血消瘀活质法

晦涩质者面色晦暗无华，口唇色暗，眼眶暗黑，肌肤甲错，粗糙脱屑，毛细血管扩张，胸胁作痛，妇女或有痛经，舌质青紫或有紫斑，脉沉涩不畅。

晦涩质形成之基本病机在于气血瘀滞，或由于气虚，或由于气滞、志郁、寒凝。气血一旦瘀滞，既可能化寒，也可能化热，甚至痰瘀相杂为患，但其根本大法在于行血消瘀。

1. 山楂鸡内金粥

组成与制法：炒山楂片 15g，鸡内金 1 个，粳米 50g。将山楂片文火炒至棕黄色，然后与粳米同煮烂；鸡内金一个用温水洗净，并于 37℃烘箱烘干，研成细末，倒入煮沸的粥中，熄炉火，略等片刻即成。

功效：化饮食，消肉积、癥瘕、痰饮、痞满、吞酸，行结气，化滞血。

主治：食积停滞，油腻肉积，胃脘痞满，消化不良，血瘀经痛，产后瘀血痛，高血压，冠心病，高脂血症，胆石症，尿路结石，一切癥瘕包块之有瘀血证候者。

食谱释义：山楂性味酸甘，微温，入脾、胃、肝经，有助脾健胃、帮助消化之功能。又入血分，善于化瘀、散结、止痛。《本草纲目》称其能："化饮食，消肉积、癥瘕、痰饮、痞满、吞酸、滞血、痛胀。"《随息居饮食谱》称其能："醒脾气，消肉食，破瘀血，散结消胀，解酒化痰，除疳积，止泻痢。"《医学衷中参西录》盛赞山楂，称其为："善入血分，为化瘀血之要药，能除痃癖癥瘕、女子月闭、产后瘀血作痛。其味酸而微甘，能补胃酸，故能消化饮食积聚，以治肉积尤效。若以甘药佐之，化瘀血而不伤新血，开郁气而不伤正气，其性尤和平也。"今佐之以粳米之甘，确能达到扶正气以行瘀血之功效。故本食谱以山楂为主食。近代药理研究表明，其含山楂酸、枸橼酸、核黄素、胡萝卜素等，能扩张冠状动脉，舒张血管，增加冠状动脉血流量，改善心肌功能，降低血压，降低血脂。

鸡内金性味甘平，入脾胃、膀胱经，善于消食磨积，又有健脾止泻的功能，对遗尿及结石有良好效果。《医学衷中参西录》亦盛赞鸡内金："不但能消脾胃之积，无论脏腑何处有积，鸡内金皆能消之。是以男子痃癖、女子癥瘕久服之，皆能治愈。又凡虚劳之证，其经络多瘀滞，加鸡内金于滋补药中，以化其经络之瘀滞，而病始可愈。治室女月经一次未见者，尤为要药。"近代药理研究表明，本品含胃激素及多种氨基酸，并含胆绿素类物质。

注意事项：①鸡内金必须洗净，在37℃烘箱中烘干，温度不宜过高，绝不能用霉烂之品。②山楂用于降压降脂时必须生用；用于化瘀则必须炒焦用。

2. 山楂红糖包子

组成与制法：炒山楂10g，红糖适量。共研和为馅，用面粉做成包子，蒸熟即可。

功效：同"山楂鸡内金粥"。

主治：同"山楂鸡内金粥"。

食谱释义：同"山楂鸡内金粥"。

注意事项：同"山楂鸡内金粥"。但胃酸过高者，不宜用。山楂煎汁、收膏，与红糖少许，可做成冲剂或作为饮料亦佳。

3. 鲜藕炒木耳

组成与制法：鲜藕片250g，黑木耳10g。鲜藕洗净，连节切片略炒；加温水浸软之黑木耳，和少许调料，略炒即可。

功效：补脾开胃，益气补虚，止血，散瘀和血。

主治：气血亏虚，干咳少痰，痰中带血，大便干结，便血尿血，妇女月经过多而夹有血块者；以及产后调养。

食谱释义：藕味甘，生用性凉，有清热止渴、凉血止血之功用；熟用性温，有健脾开胃、养心和血之作用。《本草纲目》称藕："能止咳血、唾血、血淋、溺血、下血、血痢、血崩。"本品能收涩止血，兼能化瘀，故能运用于多种出血证，故为主食。现代研究表明，本品含有鞣质、天门冬酰胺等，能缩短出血时间。

黑木耳甘平无毒。《神农本草经》称："益气不饥，轻身强志。"具有滋养益胃、活血润燥之功，故为辅食。近代药理实验表明，本品能强心，收缩血管而止血，可以改善血管壁之渗透性，故常用于治疗血管硬化性高血压病。

注意事项：①藕片宜生炒，不宜过久。②加肉丁及番茄亦佳。③黑木耳有"衰精冷肾"之说，故不宜久食；且有破血作用，故孕妇禁忌，但产后可用。

4. 桃仁酒

组成与制法：桃仁80g，酒250g，砂糖10g。桃仁先去皮尖，微炒，乘热将桃仁捣烂如膏，渐入酒中，收储备用，临睡前服一小杯。

功效：破血行瘀，消肿止痛。

主治：一切血瘀之证。包括血瘀痛经、闭经、产后瘀血腹痛、跌打损伤、胸胁刺痛、血燥便秘及冠心病、肝硬化。

食谱释义：此方始载于《圣济总录》。桃仁味苦而甘，有小毒，是中医传统之活血药，为临床上治疗各种瘀血证所必用。《本草经疏》称："桃仁性善破血，

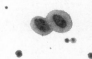

凡血结、血秘、血燥、瘀血、流血、蓄血、血痛、血瘕等症，用之立通。"

近代研究表明，桃仁含苦杏仁苷、苦杏仁酶、脂肪酸、挥发油、维生素 B_1 等成分，具有显著的抗凝血作用；所含大量脂肪油有润肠功效。

注意事项：①桃仁酒化瘀力强，中病即止，不能久服。②有出血倾向而血瘀不明显者忌服。③桃仁与粳米同煮为粥，空腹服之，效果相同，其化瘀力较酒缓和。④孕妇为绝对禁忌。

（六）正常质用平补阴阳强质法

正常质者虽然并无食物品种上的禁忌，但绝不能自恃体格健壮而烟酒无忌、暴饮暴食，总以清淡为宜。忌五味偏嗜，如过甜、过酸、过苦、过辣、过咸、过寒、过热；偏食或久食一种食物也不宜。应力求五味调和，温凉适中，采用平补阴阳之法，选择多种食物以保证身体正常代谢之需要。凡有缓补肾阴肾阳作用的食物，不论男女老少，只要是正常质者都可酌量选食，收到强质的效果。

（七）关于食疗方的配伍与禁忌问题

中医用药的特色之一是辨证论治，由于"证"的整体性、多系性和复杂性，因而中医往往用复方治病，既可以对复杂的病证照顾全面，又可以充分利用药物之间的配伍关系而达到安全有效的目的。食疗方与此同理。中药学总括药物配伍关系的"七情"（相须、相使、相反、相杀、相恶、相畏和单行）对食物配伍来说仍然是适用的。

古代医药学家曾提到过下列食物之间的配伍禁忌：猪肉忌乌梅、荞麦、鸽肉、鲫鱼、黄豆；猪血忌黄豆；猪肝忌荞麦、豆浆、鱼；羊肉忌铜器与醋；狗肉忌杏仁；鲫鱼忌芥菜、猪肝；鲤鱼忌狗肉；兔肉忌酒、苋菜、水果类；鳝鱼忌狗肉；雀肉忌李子、猪肝；鸭蛋忌李子、桑椹子；鸡忌芥米、糯米、李子；鳖肉忌猪肉、兔肉、鸭肉、苋菜、薄荷、鸡蛋；蜂蜜忌葱；茯苓忌醋等。

此外，还应重视的是妊娠饮食的禁忌问题。凡属于通经祛瘀、行气破滞，以及辛热、滑利、泻下的食物应慎用或禁用，如干姜、肉桂、山楂、苡仁、桃仁、杏仁等。关于五种病理体质的饮食宜忌较为复杂，其辨质论食的理论与方法，已做过重点讨论。

整个中医学包括《内经》在内所提出的食疗学原理，都是古代医家临床医疗经验的积累，无疑是可贵的，但其中所夹杂的不少推理和论证是现代人难以理解的，虽然不能妄加否定，但亦难贸然肯定。鉴于此，笔者摘录些经文的目的是希望引起大家的重视，以供进一步研究。

三、食养与年龄、性别、地域及气象之关系

食疗时应注意这些因素，因人、因地、因时而宜。现就这几个方面简要讨论如下：

（一）食养与年龄

人自受精卵开始，在母体内经过十个月的胚胎发育，最终经分娩来到人间，独立营生。包括胎儿期在内的不同年龄组，人的体质是不断变化的。其理论部分已详述于年龄体质学中。现在当论证如何针对不同年龄组的不同特征，采取合理的食疗措施，以增强人们的体质。

胎儿期的食疗有两个方面：一是针对孕妇的体质及其类型进行的；二是针对胎儿发育上的特殊需要进行的。孕妇为了适应胎儿生长的需要，产生了一系列的生理性适应反应，包括基础代谢率上升、血液循环加速、血容量增加以及呼吸、消化与排泄系统的功能等均相应增强。因此，为了保证上述生理性适应反应，孕妇必须摄入足够的热量与营养素，这些营养素包括蛋白质、脂肪、糖、无机物、微量元素（钙、镁、碘、铁、铜、锌、锰等）和各种维生素（A、B族，C、D、E等）。如果这些营养素供给不足，孕妇与胎儿均会受到影响，产生不良后果，

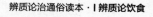

轻则胎儿体重降低，早产儿或胎儿发育不良；重则出现智力发育不全，畸形、死胎、流产，以致新生儿死亡率上升。特别要强调的是，孕期营养不良对胎儿脑发育的阻遏作用。妊娠期的最后三个月到出生后一年左右是人类脑细胞发育最旺盛的时期，此时不仅脑组织的重量增加最快，而且脑的髓鞘形成速度亦最快。髓鞘脂质急剧增加，维持脑功能的重要酶系统亦在不断发育。如果此时营养不足，则会出现脑组织成分中髓鞘胆固醇、脑糖苷、磷脂乙醇胺、神经磷脂的含量下降，以及整个髓鞘形成的速度下降，使脑细胞的数目较低，这对小儿出生后的智力及神经系统的其他功能均会产生深刻的影响。处于对人类智力要求越来越高的新时代，我们不能不对此倍加重视。

婴幼儿及儿童时期，是一生中生长发育最旺盛的时期之一，对营养的需求最高，一般家长都已注意及此，尤其对独生子女，唯恐营养不足。因此，当前主要的喂养问题不是不足而是有余和失调。有余表现在小儿食积、消化不良、偏食、厌食及肥胖症的增多上。现按笔者的认识提出两个问题加以讨论：一是小儿补肾的问题，二是小儿健脑的问题。中医历来强调肾气盛衰主宰着人的生长、发育过程，从生殖系统与内分泌系统在生长、发育和衰老过程中的重要性看，小儿必须注意补肾。采取适当的措施以促进小儿生殖系统及内分泌系统的正常发育，关系到个体一生的健康问题。从食疗而言，建议小儿应适当地增加虾、羊肉、麻雀、鳝鱼、鸽肉、泥鳅及蜂乳等补肾食物。这些食物在青春期尤为重要。如果婴幼儿及儿童时期没有注意及此，那当青春期来临时，"亡羊补牢，未为晚也"，仍然有可能保证其生殖系统的良好发育。但不应过分，过分会导致性早熟。第二个是健脑问题，健脑食疗应从胎儿期开始，一直到老死为止，是一个长期、终生的过程，但在幼儿期尤为重要。健脑有两种措施：一是直接摄取足够的补脑食物，二是避免损脑的食物。前者有核桃油、红花油、芝麻油、各种维生素及咖啡等，后者则有烟和酒。

体质食疗学应该强调的另一个时期是更年期与老年期。这一期的关键问题仍是补肾，不过其性质与儿童和青少年时期不同。青少年时期重在促进肾气的合度增长，而更年期则重在使肾气稳步地、尽可能延缓下降。要肾气不降是不可能的，人总有一死，但稳步地、缓慢地下降是可能的。一切延迟衰老的措施都应以固补肾气为根本。补肾的食物与前相同，如虾、羊肉、鳝鱼、鸽肉、泥鳅及蜂乳等。但老年人的饮食更为复杂，因为老年人的体质类型比幼儿期更为复杂，癌症、冠心病与中风的发病率明显增高。除肾阳不足外，肾阴虚也相当多见，而气滞血瘀常与癌症相伴，其食谱另当斟酌，请参见"辨质论食"部分。

（二）食养与性别

男、女两性在体质上存在明显的差异，这种差异关系到两性在饮食起居上的不同。由于经带胎产使女性的体质比男性复杂得多，因此，女性应作为本节的重点加以讨论。青春期前的男女在食养上不同要求，但到青春期来临之时，两性的生殖系统开始进一步分化与成熟。男子的精子逐渐成熟，可见遗精现象；而女子的卵子逐渐成熟，开始排卵及子宫内膜发生相应的周期性变化，出现月经现象，此时食疗要求就不同。到了更年期，女子的月经逐渐停止而闭经，然后进入老年期。进入老年期以后，男、女两性的食疗要求又趋向一致。王肯堂《证治准绳·妇科》说："妇人童幼，天癸未行之间，皆属少阴。天癸既行，皆属厥阴。天癸既绝，乃属太阴经也。"因此，青春期前强调先天之本，从肾治，用补肾之法；月经来潮后数脱于血，当从肝治，强调疏肝解郁、调经养血为治；绝经以后，从脾治，强调后天之本。此论有一定道理，但笔者始终强调，不论男女老少均应兼用补肾之品，补肾食物已见前述。有人说，妇女以血为本，故应强调补血补气之食物，如鸡蛋、牛乳、木耳、猪肝、海参、大枣、龙眼肉、红糖、蜂蜜等。补脾食物以谷类为主，蔬菜为辅，肉类宜少食。生冷瓜果多有滑肠作用，更应酌情而用，以免伤脾。

关于妇女经期的饮食，笔者只强调一个常被忽视但又十分重要的问题，即严禁冷饮。1977 年春，笔者应邀去中国中医研究院第一届中医研究生班讲课。某晚，班主任岳美中教授宴请姜春华教授和笔者。席间，笔者问岳老，是否注意到城市女青年的妇科病比农村女青年为多。他说已注意到了。问其何故，岳老意味深长地答了三个字"冰糕嘛！"令人拍案叫绝。1975 年，笔者在重庆市妇产科医院应诊时见到一个病例，这是一个年方 19 岁的女青年，为某宣传队的舞蹈演员。每为月经来潮又要演出而苦恼，有人告诉她只要于月经来潮时吃大量冰糕即可以减少经量，缩短经期。她试用后，非常"满意"，半年后月经就此不再来潮。此时，又有人告诉她，月经不来是病，影响将来生育，该治。就诊时正值秋令，患者已呈一派虚寒之象，舌淡胖而齿印重，脉右尺沉细无力，左尺亦似有似无，笔者即以温经汤合右归丸加减为治。一月后，月经来潮，连调三个周期而愈。

笔者于 1984 ~ 1985 年访美期间，曾向美国朋友广为宣传，她们都能接受这一观点而深受其益。美国科学家早就通过一个实验，将人的大趾浸入 4℃的冷水中，半分钟后即发现其鼻黏膜血管强烈收缩，而且分泌物中的抗体量急剧降低，这是为什么脚部受凉后容易感冒的病理学根据。胃黏膜的面积比一个大趾大几十倍，0℃的冰糕比 4℃的水要寒得多，显然其全身性的反应要强烈得多，子宫内膜血管的强烈收缩而致月经量锐减是完全可以理解的。在此，笔者愿向中外妇女进一言，月经期吃冰糕等冷饮是有害的，当忌，当切记！与此同理，月经期的农村妇女是不下水田的，游泳亦在禁忌之列。

对于孕期的饮食问题亦是性别与体质食疗学应该研究的重要内容。民间素有"产前宜凉，产后宜温"的说法。因此，孕妇多胎热，应常进凉药而产妇常服热药。笔者认为，对此不能一概而论，必须做具体分析。仔细分析"胎热"，有两种情况：一种是"生理性热"，孕妇的基础代谢增高、脉搏增块、呼吸增加、食欲增进等生理性适应是正常的，有利于胎儿生长。没有这些"热"反应倒是病理性的。如果把这种"生理性热"误认为病，误进一些寒凉食物或药物，无异于给孕妇当头一瓢冷水，是不利的，甚至是有害的。另一种则是"病理性热"，这是指孕妇在怀孕前就属于燥红质的类型，一向有"内热"症状，如口干咽燥、五心烦热、便秘、尿赤等。怀孕以后，则其热更甚，如火上浇油。这是应该用凉性食物降其有余之火，但应掌握分寸，适可而止。"产后宜温"亦应分析。一般而言，分娩时体力消耗较多，加之疼痛出血等因素，抵抗力一度下降，此时该补。因补品多属温性，"宜温"之说即由此而来。但对于上述燥红质者，亦应适可而止，不能温补太过，选用养阴清热之品，以清为补，如梨、枇杷、香蕉、桑椹等凉性水果是比较理想的，但橘、荔枝、桂圆等温性水果当属禁忌，不能误食，更不能多食，否则会引起出血等副作用。

（三）食养与体形

体质类型学是体质学的一个分支，历史悠久，内容十分丰富。在西方体质人类学中有三十余种分型学说；传统中医学中，《灵枢·逆顺肥瘦》分成肥壮人、瘦人及常人三型，《灵枢·卫气失常》分成膏、脂、肉三型。对此数十种类型的食疗问题，既不可能亦无必要——加以论证，其中人们最为关切的是肥胖人的减肥问题。肥胖形成的机理除遗传因素及作为某些疾病的一种症状之外，主要原因是吃得过多而消耗过少。因此，对单纯性肥胖者的减肥方法，一是"节源"，控制饮食，特别是限止高脂肪、高糖类等高热量食物的摄入；二是"开流"，增加消耗，包括增加体育活动。二者都应在医生或营养师的指导下进行，采取科学的、有计划逐步减肥的饮食疗法与运动疗法。

据现代营养学测试结果表明：每降低 1g 体重需减少 6.8kg 的摄入热量。这样可按超过标准体重的数据，每日减少 20% ~ 40% 的摄入热量，使体重逐步下降。根据我国目前膳食情况，热量主要来自谷食，其次才是肉类和蛋类。因此，减肥应以限止谷食为主，多进蔬菜可以缓和饥饿感。目前西方不乏素食主义者（vegetarian），素食可以使血液变成微碱性，使身体的新陈代谢活泼起来，把体内过多的脂肪烧掉。适当限止食盐是有意义的，因为钠盐能使钠水滞留而影响体重的增减。在减肥时，应注意以下几个问题：①不能心急，因为脂肪之积聚与减少是缓慢过程，不是一朝一夕的事。必须持之以恒，一曝十寒是无法减肥的。②必须防止因节食而引起其他营养要素，如维生素、微量元素、必需氨基酸、必需脂肪酸的缺乏。③运动量亦应逐步增加，尤其是年龄较大的肥胖者，急剧增加运动量会增加心肌负担而引起不良后果。④切不可用泻药去减肥。目前，美国有些商人用番泻叶引起强制性、暴发性腹泻以减轻体重，切勿轻试，因其可以引起虚脱及消化道机能紊乱等不良后果。

（四）食养与地理环境及气象条件

处于不同地域的人，其体质是不同的。因为除饮食不同外，地质与气象也不同。《素问·异法方宜论》早有论述："东方之城，其民食鱼而嗜咸；南方者，其民嗜酸而食胕；西方者，其民华食而脂肥；北方者，其民野处而乳食；中央者，其民食杂而不劳。"因此，他们的体质是各不相同的。如果说，这是一种地区性的"群体性偏食"现象亦未尝不可，这当然会在体质上引起一些偏差，故东方之人，"其病皆为痈疡"、南方之人，"其病挛痹"、西方之人，"其病生于内"、北方之人，"脏寒生满病"、中央之人，"其病多痿厥寒热"。这是需要通过饮食加以调整的，具体调整的方法尚待研究。《吕氏春秋·月令》记述了不同地域之水土不同，能影响居民之健康与体质，如说"轻水所多秃与瘿人""重水所多尰蹙人""甘水所多好与美人""辛水所多疽与痤人""苦水所，多尪与伛人"。《管子·水地篇》亦说："越之水浊重而泊，故其民愚疾而妬。"《史记·货殖列传》说："江南卑湿，丈夫早夭。"这是水土不同，地壳中所含微量元素不同，因而人的体质不同。我国市售食盐有两种，一种为加碘的，一种为不加碘的。显然在"瘿人"多发地区，应广泛选用加碘的食盐为宜。

不同地区气象条件差别较为显著，不同地区的日照度直接影响到生物的生长发育。《素问·阴阳应象大论》说："天不足西北，故西北方阴也。""地不满东南，故东南方阳也。"西北方阳光不足、天气寒冷；而东南方阴气不足、比较温热。如陕西妇女多住窑洞，阳光不足，故缺维生素 D 及钙磷代谢紊乱，多见骨质疏松症及软骨病。这种病除晒太阳外，在食物中补充维生素 D 及钙可以得到纠正。在一年四季中，人体的生理活动是不同的。春三月为发陈之时，应养其生发之气；夏三月为蕃秀之时，应养其苗长之气；秋三月为容平之时，应养其收敛之气；冬三月为闭藏之时，应养其潜藏之气。《饮膳正要》称："春气温，宜食麦，以凉之，不可一于温也，禁温饮食；夏气热，宜食菽，以寒之，不可一于热也，禁温食饱食；秋气燥，宜食麻，以润其燥，禁寒饮食；冬气寒，宜食黍，以热性治其寒，禁寒饮食。"原则上说：春天应进升补肝气的食物，如猪肝、香菇之类；夏天应进解暑益气之品，如瓜果、荷叶、莲藕等；长夏湿重，应进除湿之物，如苡仁、茯苓等；秋天宜润燥敛气，进梨及河蚌类；冬季天寒地冻，重在温补，宜进羊肉、狗肉、肉桂等食物。

就具体人而言，仍然应贯彻个体性原则，必须以体质类型为准，不能一概而论。

五运六气学说是中医学的特色之一，虽历代医家颇多争论，但肯定与否定都需要证明。就体质治疗学（包括药疗与食疗）而言，这个问题值得重视。

兹录《素问·至真要大论》一节为例，请大家思考如何进一步加以研究和论证。"诸气在泉，风淫于内，治以辛凉，佐以苦，以甘缓之，以辛散之；热淫于内，治以咸寒，佐以甘苦，以酸收之，以苦发之；湿淫于内，治以苦热，佐以酸淡，以苦燥之，以淡泄之；火淫于内，治以咸冷，佐以苦辛，以酸收之，以苦发之；燥淫于内，治以苦温，佐以甘辛，以苦下之；寒淫于内，治以甘热，佐以苦辛，以咸泻之，以辛润之，以苦坚之。"其他诸如司天之气、邪气反胜、司天邪胜、气胜、气复等，《素问》中都有以五味去调治的准则，并称："治诸胜复，寒者热之，热者寒之，温者清之，清者温之，散者收之，抑者散之，燥者润之，急者缓之，坚者软之，脆者坚之，衰者补之，强者泻之，各安其气，必清必静，则病气衰去，归其所宗，此治之大体也。"这是药疗与食疗的总规律，在中医理论

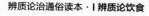

体系中具有十分重要的指导意义，但现代科学的论证材料不多，实为今后必须研究的重要内容。

四、食物的烹调方法与成品形式

如同中药有炮制问题一样，食物也有烹调制作的方法与技术问题。

食养对食物色香味的要求很高，而且直接关系到人们的食欲及其营养素的吸收与利用问题。例如：有些食物宜生吃，以便尽可能地保留维生素，如蔬菜、瓜果等；有些宜熟食，如肉类与豆类等；有些则生熟皆宜，但效果不同，如蘑菇、大蒜等。此外，还有调料的合理运用问题。根据各种食物的特性及人们生活习惯的不同，各种食物有特殊的烹调方法，如炒、煮、炖、炸、卤等，请参阅烹调技术专著，在此恕不讨论。对此需强调的是，燥红质宜少进油炸及卤肉类食品，因调料中多为辛辣之品，但对迟冷质及倦㿠质者却颇为相宜。中药在具体应用时，历来讲究剂型，食疗亦有"剂型"问题。食物的制备是丰富多彩的，中国菜更是闻名于世界。最常用的形式有菜、汤、饭、粥、饼、馒头、包子、汤圆、馄饨、面、面包、饼干、糖果、糕点、饮料、酒及水果制品等。采用什么剂型，一方面取决于他们的生活方式与条件，更重要的是取决于他们的体质类型，如酒就不适用于燥红质、腻滞质。一般说来，迟冷质、腻滞质、倦㿠质及部分晦涩质者，对于寒性水果、冷饮是不相宜的。面与面包类含碱的食品，对腻滞质是不合适的。含糖量较高的糖果、糕点等对肥胖者是应该限止的。

五、各型体质与食物宜忌举例

表6-2 各型体质与食物宜忌举例

	倦㿠质
宜食	鸡肉、羊肉、虾、海参、狗肉、鲫鱼、鲈鱼、麻雀、牛肉、龟、鳝鱼、鹌鹑、鸽肉、乌贼鱼、蛏子、鱼鳔胶、蜂蜜、蜂乳、红糖、饴糖、刀豆、黑大豆、黄大豆、黑芝麻、豇豆、玉蜀黍、黄粱米、卷心菜、南瓜、韭菜、荠菜、胡萝卜、芥菜、马铃薯、香薷、山药、甘薯、小茴香、大茴香、白扁豆、芡实、苡仁、桂花、胡椒、砂仁、花椒、桂皮、丁香、大枣、栗、荔枝、桂圆、莲子、枸杞子、樱桃、椰子、葡萄、香荽、桑椹
少食	梨、菠菜、兔肉、菱、丝瓜、豆瓣酱、茶、鸭
忌食	蟹肉、冷饮、蚌、珍珠粉、蛤蜊、杏仁、苦瓜、绿豆、甜瓜、田螺、蛙、李子、黄瓜、白萝卜、西瓜、桃仁、薄荷
	腻滞质
宜食	苡仁、白扁豆、苦杏仁、赤小豆、丝瓜、白萝卜、鲤鱼、葛根、冬瓜、佛手、陈皮、香椿、藿香、西瓜、鱼腥草、茯苓、鲈鱼、青鱼、白鱼、黑豆芽、田螺、泥鳅、茶、海带、杜果、黄大豆、柚、波罗蜜、甜瓜、木瓜、白果、猕猴桃
少食	盐、甘蔗、糯米、黑芝麻、松子、芋艿、梨、白糖
忌食	蜂蜜、蜂乳、大枣、酒、面、栗、冷饮、含碱食物、红糖、李、糟、豆瓣酱、石榴、猪油、黄鱼、嫩蚕豆、巧克力
	燥红质
宜食	鸭、青鱼、白青、黑鱼、蟹肉、牡蛎、蚌、兔肉、蛤蜊、田螺、瘦猪肉、鲍鱼、鳖、海蜇皮、马兰头、豆腐、葛根、粟、葫芦、蓬蒿菜、紫菜、香薷、苋菜、枸杞头、西瓜、鱼鳔胶、百合、丝瓜、蜂蜜、黑木耳、茶、猕猴桃、菱、黄花菜、香蕉、山药、慈姑、柏子仁、甜瓜、绿豆、芹菜、黄瓜、黑芝麻、苦瓜、青菜、白糖、番茄、菠菜、茭白、胡萝卜、马铃薯、小米、蕹菜、罗汉果、荸荠、藕、梨、柿、枸杞子、杭菊花、柑、柚

少食	苹果、洋桃、饴糖、牛肉、鲫鱼、高粱米
忌食	鳗鱼、龟、鳝、泥鳅、虾、黄鱼、海马、蛏子、大蒜、可可豆、苡仁、韭菜、辣椒、核桃仁、橘、狗肉、麻雀、荔枝、桂圆、红糖、葱、芥、嫩蚕豆、白酒、香菱、大茴香、小茴香、杏仁、杏、樱桃、花椒、桂皮、金橘、丁香、杨梅、油炸食物、五香粉

迟冷质

宜食	鸡肉、鳝鱼、麻雀、羊肉、狗肉、虾、海参、海马、鸽肉、泥鳅、鱼鳔胶、鳗、乌贼鱼、龟、鹌鹑、鹿肉、鲫鱼、韭菜、蛏子、牛肉、金橘、饴糖、红糖、葱、卷心菜、山柰、枇杷、高良姜、草豆蔻、肉豆蔻、大蒜、香菱、南瓜、辣椒、丁香、花椒、芥、胡椒、桂皮、芡实、生姜、干姜、小茴香、大茴香、黑豆、刀豆、砂仁、大枣、栗、核桃仁、金樱子、樱桃、橘、桂圆、杨梅、桃、杏、杏仁、枸杞子、白酒、咖啡、莲实、白果、木瓜
少食	丝瓜、菠菜、兔肉、茶、芹菜、百合、冬瓜、葫芦、苋菜、菱、竹笋、蘑菇蕈
忌食	冷饮、茄子、蟹肉、蚌、珍珠粉、薄荷、蛤蜊肉、田螺、绿豆、百合子、鸭、荸荠、黄瓜、苦瓜、藕、蕹菜、梨、西瓜、甜瓜、枸杞子、蛙、柿、黑木耳、柑、黑鱼、淡豆豉

晦涩质

宜食	黑豆、黑木耳、紫菜、韭菜、芸苔（油菜）、芥菜、大蒜、西红花、鸡内金、赤小豆、茴蓿、香蕈、桃仁、小茴香、花椒、大茴香、米醋、薤白、玫瑰花、咖啡、乌蛇肉、昆布、河蟹肉、柚、芦笋、花菜、慈姑、海带、平菇、藕、山楂、猕猴桃、杨梅、苡仁、桃仁、栗、白果、无花果、葡萄、苹果、木瓜、葛根、红辣椒、海参、葱
少食	鹅肉、鸡肉、牛排、洋桃、乌贼鱼、鱿鱼、黄鱼、带鱼、高胆固醇食物

晦涩质

忌食	苦瓜、猪头肉、鸡蛋黄、虾子、乌梅、石榴、花生米、李、柿、肥猪肉、鳗、猪肝、蚌、油炸食物、猪油、奶酪、猪肝

正常质

宜食	一般食物皆可食用
忌食	过寒、过热、过辣、过燥、过苦、过甜、过咸、过酸、过腻、暴饮、暴食、酗酒、长期偏食

六、若干体质食养新概念

（一）食补、食泻与食毒

如果你问你的朋友："你知道怎么吃饭吗？"他一定会怀疑你的精神是不是出了毛病，搭错了线路！其实此话有两种含义：一是持什么样的碗筷将饭菜送进嘴里。除了老年性痴呆外，一般人当然是不成问题的。第二种是说怎么科学地吃饭。说实话，迄今为止，全人类还没有真正解决这个问题，尚处于半盲目地乱吃阶段，所以钱学森教授再三强调，饮食问题一定要放在人体科学这个总框架中加以研究。本文拟讨论三个问题。

（1）食补：试问何为补？补什么？怎么补？补错了将如何？即使补对了会不会补得太过？近几年来，由于各种补品充斥市场，不少有识之士已经呼吁，诸如应该"虚则补之"，不虚者不该补；应该分清阴、阳、气、血不同之虚，什么虚补什么，不能误补，补错了反害无益；等等。早在几千年前《黄帝内经》曾提出"五味入胃，各归所喜攻，酸先入肝，苦先入心，甘先入脾，辛先入肺，咸先入肾"，紧接着说了一段非常重要的话："久而增气，物化之常也。气增而久，夭之由也。"意思是说：每种食物都有它特有的性味、特有的喜恶，如果吃多了、吃久了，它的"气"就会在体内日渐增多，这是事物变化的常理。如果此气增得太久了，一旦超出了机体的承受能力，那么夭亡将由此接踵而来。补过了头，走向反面，利转为害，生转向死。营养不良会生病，营养过剩也会生病。今天常见的肥胖病、冠心病、糖尿病，甚至恶性肿瘤等，都与误食、过食有关。

（2）食泻：这里所说的"食泻"不是指饮食不洁而引起的腹泻，而是指某些食物具有"泻实"的作用。何谓"泻实"？中医学的基本理论之一是"邪气盛则实""实则泻之"。意思是说：不论外邪、内邪作用于人体后，人体必然将产生反

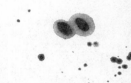

应，如果正气较为旺盛即起而斗邪，可产生强烈的反应，此时即表现为"实证"。"实证"即应该用泻法，泻去邪气。食泻即指某些食物具有泻的功能。举几个浅近的例子：一般说来体强力壮之人发生腹胀而拒按者为实，体弱气虚之人发生腹胀而喜按者多为虚。前者吃白萝卜，生熟皆宜，可消实证之腹胀，所以此时之白萝卜便是"泻食"，起与"泻药"同样的功用；后者为气虚之人，不能吃白萝卜，因为白萝卜有"耗气"的作用，虚人用泻也是误治。血瘀属实证，当然也有虚实夹杂的，凡具有化瘀功能的食物都可视为"泻食"，如黑木耳、山楂、藕节等。与补食一样，泻食也不宜多食、久食，只能中病即止。可见，食物能乱吃吗？

（3）食毒：这里有三种含义：一是某些食物明显有毒，如烧酒大热有大毒、葫（大蒜）有毒、久食损人目，蜀椒有毒。这些在《本草纲目》中都有记载。还有一些是《本草纲目》认为无毒，而现代科学分析却含有毒成分。如银杏种子（白果）含氰苷及一种白色有毒结晶；白扁豆含一种血球凝集素和溶血性皂素，生用可以引起中毒，久煮后毒素被破坏而无毒。二是某些食物原来无毒，由于烹调技术不当而产生了一些有毒物质，可产生数十种有毒物质，导致慢性"中毒"而致癌。此两类是容易理解的，但为了贪口福而舍命陪君子的仍不乏其人！第三是某种性味的食物对某种体质类型的人产生毒副作用。吃对了，有利于人，甚至可以治病；吃错了，有害于人，甚至可以致病。这就是我在1989年提出的"体质食疗法"。我深知要改变人们传统饮食习惯、移风易俗是困难的，但我相信《灵枢·师传》所说的："人之情，莫不恶死而乐生，告之以其败，语之以其善，导之以其所便，开之以其所苦，虽有无道之人，恶有不听者乎？"事实确乎如此。

（二）药害不如食害

药害不如食害？有病才吃药，吃药应谨慎，常有医生为你把关；吃饭则不然，为充饥，为口福，今日有酒今日醉，食不厌精，多多益善，毫无警惕。暴饮暴食可引起急性胃肠炎、急性胰腺炎、胆囊炎等常见病，这不是药害而是食害，此其一。高级厨师，手艺绝伦，频频亮相，煎、炸、熏、爆，烤乳猪、烤羊肉串，百般武艺，样样精通，肉香绕梁，吊足胃口。可要知道，脂肪、蛋白质经高温油炸后，其中致癌物质增多少？偶尔为之，不伤筋骨，三日一炸鸡、五日一火腿，日积月累怎生了得？一面谈癌色变，防癌唯恐不及；一面大口大口吞致癌物，此其二。有病服药，病愈停药，即使药有积滞，日久慢慢排出体外，自动"消毒"；食则不然，如果饮食结构不当，天天吃，顿顿吃，进多出少，五脏受损，当无宁日。如果知道吃出了问题，及早回头，还可救。更为痛心者，不少人大腹便便，派头十足，颇能自得其乐，病到临头还不觉悟，规劝几句，报以"不吃白不吃"。一旦心肌梗死、中风偏瘫，悔之晚矣。这不是咒人，也算是"醒世恒言"，此其三。偏食、嗜食之害更甚于药。有些孩子只吃荤不吃蔬，反之亦不少。有些人嗜辣、嗜酒、嗜冰、嗜肥肉……不一而足，长此下去，迟早会出问题。这是中国式的养生理论，应注意保持科学合理的饮食结构，此其四。食害所以会如此之甚，原因何在？一是人们对食物、对身体、对两者之间关系认识不足所造成的；二是饮食结构不适合你的体质类型，如热体长期误食热性食物、寒体长期误食寒性食物等。若能悟到其中精粹或许将为你的健康长寿指点迷津，并助一臂之力。

（三）饮食的医误与自误

近些年来，我经常宣传中国式"吃的科学"，引起不少读者的兴趣，在来信咨询时，提出了一些颇值得思考与探讨的问题。归纳起来，主要有两个方面的认识问题。

1. 首先是医家误导

（1）乱开补品：进补虽是中医药的特色之一，但并非一味蛮补。中医学的治疗原则是"虚则补之，实则泻之"。有些患者并非虚证，何补之由？更何况虚证

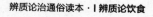

有阴、阳、气、血之不同，对五脏之虚也应区别而治，虚在何处、程度如何，因人因时而异，绝不是一补了之的事。补不对症，不辨体质，不仅无益，往往适得其反。我曾多次撰文反复强调的进补门道是：辨体质，论补泻。药疗与食养同一原理。倦㿠质者，当补其气血，忌用破气耗血之品；燥红质者，当补其阴津，忌用温燥之物；迟冷质者，当壮其元阳，忌用苦寒之物；腻滞质者，当利其内湿，忌用养阴留湿之品；晦涩质者，当行其气，化其瘀，忌进涩血凝血之物。由此可见，各型体质，各有所宜，各有所忌，误补误泻都将危害身心。

（2）见病不见质：现在食疗书和报刊上发表的食疗文章很多，但大多数是辨病不辨质的，如按体质食疗学的原理衡量只是功过各半。例如就高血压病而言，一般多泛泛地介绍可常吃大蒜（辛温、大热）、芹菜（凉）、马兰头（寒）、菊花（凉）、玉兰花（辛温）等。其实，高血压病人的体质是多种多样的，有的属寒，有的属热，有的多湿，有的血瘀，有的为夹杂型。根据"寒则热之，热则寒之"的治疗原理，体热应该吃寒性食物，如芹菜、马兰头、菊花；体寒应当吃热性食物，如大蒜、玉兰花等。吃反了，不仅不能降压，反而会引起其他副作用，致使原病未平，新病又起。因此，必须对"质"下药（进食），才是正道。

（3）否定忌嘴：目前，我国老年人尚知道忌嘴之说，知道一些常见病该忌什么食物。但不少西医大夫对忌嘴持否定态度，认为忌嘴是民间不科学的传说。在门诊时，病人往往会说，某医院某大夫说的"只要有营养的，随便什么都可以吃；只要无细菌污染，未霉烂变质就行"云云。其实，忌嘴有理！某些过敏体质当忌食物过敏原，如上所述，热体该忌热性食物，寒体该忌寒性食物，便是忌嘴重要原理。

2. 其次是病家自误

主要是传统饮食观念及饮食习惯有误区，应尽早纠正。

一是"人生在世，吃点穿点""不吃白不吃"，这是"口福至上"论。古人有言："人食五味而生，食五味而死。""五味各有所主，顺之则相生，逆之则相胜，久之则积气熏蒸，人腐五脏，殆至灭亡。"随心所欲地吃，飞禽走兽、虫鱼蛇鳖无所不吃。当下的不少文明病是吃出来的。人体有寒热之分，食物有温凉之别，逆其道而行之，岂有不受伤害之理？令人半百而衰，是福是祸，值得细细思量。

二是烹调技术不当，片面追求色、香、味。脂肪与蛋白质经高温爆、炸、烤、熏之后，能人为地产生致癌物质，日积月累可以致癌。虽然大量实验报告足以肯定此说，但不少美食家却置若罔闻，犹如明知吸烟有害，瘾君子们照吸不误，此非明智之举！

三是求美容、长寿心切，胡乱进补。中国人向有进补的传统已如前述，春夏秋冬都能进补。医生开补药多是好心，自己想长寿也属本能，问题在于一不明药性，二不明自身体质，补药与体质之合与不合，一时难明，短期之内是不能反映出来的，等到反映出来时，悔之晚矣。

四是火锅与冷饮。《黄帝内经》说"热无灼灼，寒无苍苍"，意思是告诫人们热食不要太烫，寒食不能太冰。可今人却反其道而行之，火锅吃得满头大汗，冰淇淋吃得牙舌发痛，还连声快哉，快哉！我有一位美国朋友，属燥红质，在成都时，嗜吃麻婆豆腐，每次吃过回来，痤疮肯定发作，鼻子一定变红，经多次劝告方不再问津。1999年9月初，曾接到福建省三明市一位读者来信，称自己婚后五年不孕，读了我的文章后才悟到可能与当姑娘时经期过度进食冷饮有关。当然，寒体宜火锅，热体可冷饮，也当因人而异。

（四）忌嘴有理

忌嘴是指某些人患某些病时，应忌食某些食物。此说广泛流传于民间，不少老年人深知此道。但自西方营养学理论传入中国之后，现代年轻人对忌嘴之说多嗤之以鼻，认为没有科学根据，纯属无稽之谈。其实，忌嘴是中国传统饮食文化的重要内容之一，其理深奥，应细加分析，真正明白哪些是误传，哪些是正确，然后择善而从。据我分析，忌嘴的渊源大致有三方面：

1. 来自臆测推断

有些忌食是臆测或武断。如在民间流传的孕妇忌食兔肉，否则婴儿将患兔唇，俗称"豁嘴"。甚至汉代哲学家王充在《论衡·命义》也说："遭得恶物象之故也。故妊妇食兔，子生缺唇。"再如被尊为医圣的张仲景也说过"妊妇食姜，令子余指"的话，因为生姜的外形似多指状的。当然，此等由"同类互感"印象推论而来的说法是错误的，不可取的。如果这类说法多了，以讹传讹，就容易将忌嘴斥为荒诞之论了

2. 来自中医古籍中的食物配伍禁忌

中医学一贯认为，药与食来源相同、性味相同、指导理论相同，因此对人体的作用也是相同的。中药方剂学讲究药物之间的相互作用，有"君臣佐使""七情"（即相须、相使、相反、相杀、相恶、相畏和单行）等理论。食物之间也应有此等相互关系，例如猪肉忌乌梅及鸽肉、鲫鱼忌芥菜、蜂蜜忌葱、鸡忌李子等。这些都是古代医家的经验之谈，其真理性如何有待进一步实验研究，但目前尚不能贸然否定。如服中药者，忌食绿豆。绿豆是中国民间常用食物，其味甘性寒而无毒。《本草纲目》说："绿豆解一切药草、牛马、金石诸毒。"绿豆能解附子中毒是一般中医不知道的。现代医学已将绿豆用于治疗漆过敏，防治农药和苯妥英钠、敌敌畏、利眠宁及砷中毒。经过上述多方面临床观察，已证实绿豆确有解毒（解药性）的作用，故服用中药时以忌绿豆为好。

3. 来自体质宜忌理论

笔者经过近30年的研究，提出不同体质类型的人该吃什么与不该吃什么的原则、原理与方法。按体质食疗学原理而言，忌嘴就是某种病理体质类型的人应该忌食某些食物，吃错了不仅无益，反而有害。

现仅举几例病理体质者的忌嘴问题。

燥红质者，常见口干咽燥、内热便秘、五心烦热等症。应忌热性食物，如鸡肉、狗肉、羊肉、虾、韭菜、姜、蒜、红辣椒、胡椒、蜀椒、五香粉等，水果忌

桂圆、荔枝、杨梅、橘子等。有一位五十余岁的燥红质妇女，仅仅吃了三只别人送给她的新鲜荔枝后引起鼻出血。有位患痤疮及脓皮病的女青年，为气阴两虚之倦㿠质，其阴尤为不足，初诊时即嘱其忌吃鸡、虾等"发物"。经一段时间治疗后已日趋好转，谁料在一次喜庆活动中遇到两位男士，非常热情，一位夹给她一只鸡腿，另一位夹给她一只大海虾，推之再三，在百般无奈的情况下吃了下去，第二天清晨即发现皮损明显加剧。

（五）调味品也是药

调味品是每位家庭主妇做菜的好帮手。常言道："开门七件事，柴、米、油、盐、酱、醋、茶。"其中调味品占了三四件，可见其重要性。但真要追问个究竟，何谓味？如何调？恐怕连美食家也不一定能说到点子上来。难怪孔子的孙子子思在《四书·中庸》中说："人莫不饮食也，鲜能知味也。"颇有人间知味者不多之感慨！现将陋见说与诸君，并期明教。

什么是味？我体会"味"有三个主要内涵：

一是食物之味。此味主味有五种：甜、苦、酸、辣、咸，如加上"淡而无味之淡味"，就是六种。但古人囿于五行学说，将淡归入甜味之中，故仍称五味。现经科学证明，食物之味与其主体化学结构有关。如甜与苦味的物质基础是亚甲基、甲基或苯基；辣味则由辣椒素等引起。这是食物入口与人的感觉器官功能结合后产生的口味。

二是美食家之味。这是中国古代的美食家在吟风弄月之余品尝出来的风味。他们大多是悠哉悠哉的文化人，风味常随主观感觉而异，所谓"众口难调"。

三是中医药学之味，即治病调质之味。这是一门非常专门的学问，本文只能说个大概。中药学将五谷分五味，粳米甘、麻酸、大豆咸、麦苦、黍小米辛。五果也分五味，枣甘、李酸、栗咸、杏苦、桃辛。五畜分五味，牛甘、犬酸、猪咸、羊苦、鸡辛。这样分的根据，一部分是口尝出来的，另一部分是根据它们的作用推论出来的。《中庸》所说的味是指此而言的，一般人怎么能知道呢？

现选六种常用调味品作一简介：

（1）盐是烹调的主要调味品，故梁代名医陶弘景说："五味之中，惟此不可缺。"其味咸性寒，功能清热、解毒、凉血、润燥、滋肾、通便、止呕和消炎。

（2）糖有四种：赤砂糖味甘性温，营养价值最高，含微量元素最多，功能温中祛寒，产妇补血多用之。白砂糖味甘性寒，功能润肺生津，干咳无痰者可用此润肺。饴糖味甘性温，舌苔不腻者即可常食。蜂蜜味甘，生者性凉，熟者性温，《神农本草经》称能"安五脏，益气补中，止痛，解毒，除百病，和百药"，但舌苔厚腻者当忌。

（3）酒味辛性热。黄酒能调味，白酒有大毒。王孟英《随息居饮食谱》称酒可以"壮胆辟寒，利血养气""行药势，剂诸肴，杀鸟兽鳞介诸腥"，这是酒的主要价值。关于酒害，以后还将专门讨论。

（4）酱味咸甘性平。豆瓣酱功能除热，止烦满，杀百药及热汤火毒，杀一切鱼肉、菜蔬、蕈毒等，并治蛇、虫、蜂毒等。孔子爱食酱，无酱不吃饭。

（5）醋味酸性温。古代观察，它能治诸疮肿块、心腹疼痛等症。现代研究发现，醋能软化血管，对诸如流感、胆道蛔虫、湿疹及神经性皮炎等也有一定疗效。

最后说说五香粉。现售五香粉多由桂皮、干姜、芫荽、茴香、甘草等组成。它们都是大辛大热的中药，其温中散寒作用很强，只宜怕冷之人、内热重之人切不可沾唇，这是要上火的。

综上所述，调味品的药理作用那么明显，岂能随便使用。一般厨师好当，真正知味的厨师难当。调味应因人而异，因人的体质类型而异，调对了，既饱口福，又利体质；调错了，弄巧成拙，反受其害。如何按质调味？请参阅"辨质论食及食谱举要"中的食物之性味与病理体质之宜忌。

（六）冬令防误补

俗话说："冬令进补，来春打虎。"这是中华民族经历了几千年的经验总结，也是中国传统文化的特色之一，有利于人民健康，应该加以推广。如今，生产和销售补品成风，按有些广告所说，几乎一补能治百病。事实并非如此。说得客气一点，充其量是利了一半人，害了一半人。何以言之？根据我最近三十余年的研究发现，人类的体质可分成六大主要类型，其中除正常体质外，其余五种都属病理体质，并有亚型和复合型。不同的体质类型该吃什么，不该吃什么是有规律可循的。若盲目乱补，不仅无益反而有害。

先以人参为例。一般认为，冬令进补，首选人参，因为它是闻名中外的第一补品。可清代名医徐灵胎却说，误用人参是"先谋其财，后杀其人"。事实上，湿体不能吃参，误补后可见胸胃痞满、食欲锐减；热体也不能吃参，误补后轻则头昏眼花，重则内脏出血。君不闻，沪上名医颜德馨教授曾大声疾呼："还人参以本来面目！"

再如，南方人颇风行膏方进补。这确是一种好剂型，一剂补一冬，很方便。如果处方对了，很好；但若处方错了，则身不受补，几百元一料，只能付之东流。如果舍不得，硬着头皮吃下去，则将后患无穷。多年来，我在门诊上曾有不少人来咨询，遇此情况，我还是劝他们丢了，不要以小失大，身体是无价的，吃坏了更加不合算。

分析目前老百姓在其认识上，至少有两个误区：一是认为中药没有副作用。这就完全错了。中药的副作用不亚于西药，庸医杀人的事历代不绝。清代，程国彭著有脍炙人口的《医中百误歌》。1985年，国内曾出版过一本《古今救误》，评述了194例如何救治误用中药的医案。另一个误区是以为日常饮食不会有副作用。这也错了。饮食不符合其体质类型，久而久之也能造成危害。如湿体不应吃红枣、蜂蜜、面、白酒等；热体不应吃羊肉、火锅、胡椒、五香粉等；寒体不应吃冰淇淋、西瓜、苦瓜等；瘀体不应吃鱼子、花生等；倦恍体不应吃白萝卜、薄荷等。为什么？因为不同体质类型的人，其体内新陈代谢过程是不同的，食物与药物一样都是作为化学物质进入人体参与代谢的。西药大多是一种化学物质，用之不当，常能产生副作用。何况中药复方，其化学成分少则几十种，多则几百种，食物则更为复杂。如果吃错了，岂非反应更多、更大？

冬令进补原是好事，保健食品理应有效，不能一概否定，问题在于要适合您的体质类型。如果补错了方向，那么药理作用越强的，副作用将越大，危害也越大，岂能不防？！

（七）慢性病人为何久治难愈

一般而言，凡病程超过 6 个月的疾病归于慢性病，它可由急性、亚急性迁延而来，也可隐匿发病，拖上几年甚至几十年，患者常常到处求医而病难愈。如何更有效地治疗慢性病，医家应和病家一起研究，找出问题之所在。

有些慢性病的病因尚不明确，故难治，如某些原因不明性脑病、梅尼埃综合征等。有些则略有所知，但不确定，如十二指肠溃疡病，其发病学说颇多，莫衷一是，给治疗带来了困难。有些是遗传病，即使知道了病因，目前也属难治。也有些慢性病由于治疗不及时，病变组织已形成纤维化，如中风、冠心病、肝硬化等，实质细胞再生与修复需要较长的时间，治疗需要耐心和坚持。有些慢性病明知是不良生活方式引起的，但积习难改，故难治。在此要强调的是，不同的慢性病与长期饮食不当有关。如长期酗酒可以引起肝硬化、过食脂肪与碳水化合物可引起肥胖病；过食含高胆固醇食物，可引起冠心病、脑梗死、饮食不当可引起胃炎；长期误食含有多量致癌物质的烟熏及油炸食物而致癌，等等。不良生活习惯不改，病难愈。

此外，形成慢性病的一个重要原因是体质虚弱，这给外邪入侵以可乘之隙。因此，增强体质是治疗慢性病的关键。

有的医生只知医病而不及其余，这是慢性病所以难愈的另一个重要原因。这个责任不在医生，而是与人类认识疾病的局限性有关，目前指导医学的理论尚有缺陷。长期以来，"生物医学模式"认为疾病是由细菌、毒物、外伤等病因入侵而引起的，医生的责任是去除这些病因。最近，我发表了"天地人三才医学模式"一文，这是中国古代"人与天地相应学说"的现代发展，这当是21世纪以后的事。我认为，不管何种模式都应以人为中心，人与外界环境的和谐、体内的阴阳动态平衡，是保证人体身心健康的关键。针对上述机理，下面谈谈调治慢性病的几条原则：

（1）去除病因：凡知道其病因时，要告诉患者，能改变的生活方式的一定要下决心改，否则病不会好。

（2）调整病理体质：要告知患者的体质类型。

（3）既管药又管菜：一般医生只是用药治疗，至于你回去后吃什么菜则不管。其实，误食是慢性病久治难愈的重要因素之一。例如冠心病患者，医生给他开了大量降血脂的药，理当有效。可他回去后，鸡蛋黄、动物内脏、蟹黄、鱿鱼、甲鱼等含高胆固醇的食物照吃不误，这样吃后的血脂、胆固醇难以下降，冠心病也难好转。建议腻滞质者少吃或不吃面食、含碱食物、蜂蜜、巧克力等留湿食物；燥红质者当忌辛辣，如五香粉、虾、鸡、火锅、油炸食物等。

综上所述，治疗慢性病应医患共同努力，全方位地采取合理措施，其中重要的一环就是按体质食养原理管好自己的菜篮子。

VII

辨证、辨病与辨质论治

辨证论治古已有之，辨证论治与辨病论治相结合是 20 世纪 50 年代提出来的创举，它促进了中医学在新时代的发展。辨质论治则是我在 1977 年 5 月正式发表的"体质病理学研究"中提出来的新理论。本文将探讨"病""证"与"质"三者的病理学意义及其在临床诊疗时的实际应用问题。

一、证、病与体质在人体内的统一

我体会，病、证与质三者都是人体在疾病过程中的表现，彼此应该是完全统一的，因为在人体内的结构、机能与代谢是完全统一的，同步反应的。目前三者彼此分离是人为的，是人类认识疾病时由于视角不同而产生的分歧。

在近 50 年来，中西医结合工作者在临床上进行了广泛的实践，对辨病与辨证相结合已取得了丰富的经验。同病异证与异病同证的现象，大家在感性上已得到认同，但其物质基础是什么，内在机理又是什么，尚不清楚。如何将二者完全融合起来，统一在一个体系之内，目前尚处于猜想阶段。只有当人体内之机能、结构与代谢完全统一之时，病和证才会完全结合，这或许将是几个世纪以后的事。

至于证与质的关系，我曾提出过"质化（constitutionization）"的概念，认为证是以质为基础的，证型将随质型而化。请见前述，在此不再重复。

二、同病异治与异病同治病机探讨

如果大家分析一下中医学术发展史便能发现：历代医家是在对人类疾病的病因病机上有了新的认识，并按此认识选方遣药治疗获效后，才创立的各家学说。张仲景著《伤寒论》，创六经辨证，始于辛温解表，终于回阳救逆。叶天士著《温热论》，创卫气营血辨证，始于辛凉解表，终于养阴清热。我是从异病同证与同病异证的临床观察中悟到病理体质的，创中医体质学说与体质病理学是水到渠成的事。

今进一步论证为什么异病同证可以同治，为什么同病异证又必须异治？

在此，为了更具客观性，我不用自己的验案，而引用郭桃美《古方新用精选》中的文献资料作为辨析的依据。

（1）分析异病同治而获效的实例：有些人曾用补中益气汤为主治愈了头痛、眩晕、排尿性晕厥、脑动脉硬化症、病毒性脑膜炎、癫痫、冠心病、心源性水肿、心律失常、高血压病、共济失调症、自身免疫性溶血性贫血、真性红细胞增多症、哮喘、嗳气、反胃、胃下垂、直肠结肠炎、便秘、不全肠梗阻、急性胆囊炎、胆石症、阳痿、滑精、慢性肾盂肾炎、膏淋、尿失禁、小便不通、尿频症、尿时必便症、术后发热、无汗、漏汗、背部寒冷、腰痛、低血钾软病、胸腺肿瘤引起重症肌无力及寒热往来症、流行性出血热多尿期、多发性神经炎、臁疮、慢性荨麻疹、过敏性紫癜、皮肤瘙痒症、慢性湿疹、乳衄、月经过多、经行头痛、经行腹泻、不孕症、妊娠性痒疹、习惯性流产、产后尿潴留、全子宫切除术后小便不禁、阴火牙痛、急性视网膜色素上皮炎、暴盲、眼睑下垂、过敏性鼻炎、瘰癧失音、咽燥症等 80 种左右的疾病或症状，几乎涉及全身各个系统的病变。分析每个病案，即可发现，这些病案都有脾胃虚寒、乏力、少气懒言、舌质淡红、脉细无力等共同症状，其共同病机是气血不足（倦㿠质），选用补中益气汤则切中病机，益气生血而诸症皆愈。

再举血府逐瘀汤为例。有些病用此汤为主治愈了脑血栓形成、神经衰弱、脑震荡后遗症、冠心病、慢性肺源性心脏病、再生障碍性贫血、弥漫性血管内凝血、间质性肺炎、食道憩室、胃溃疡、胃术后粘连、粘连性肠梗阻、过敏性肠炎、慢性肝炎、前列腺肥大、男性不育症、尿崩症、阴缩症、糖尿病、顽固性阴茎疼痛、低热、胸冷症、胸任重物、肢冷如冰、痛风、寒颤症、白塞综合征、颈椎病、胸腹壁静脉炎、外伤性血胸、肝内血肿、黄褐斑、多形性红斑、结节性红斑、慢性荨麻疹、白癜风、斑秃、乳腺增生症、盆腔瘀血综合征、更年期综合征、功能性子宫出血、经行胸中发热及四肢灼热、人流术后精神失常、胎死不下、妇人狂症、口舌干燥症、暴盲、耳鸣耳聋、过敏性鼻炎、声带小结、音哑、梅核气等 60 余种病症，同样涉及全身各系统。如果分析每个病案即可发现这些病症都身有定痛、或舌色青紫、或舌有瘀点瘀斑、脉弦细或涩等共同证候，其共同病机是瘀血凝滞（晦涩质），故用血府逐瘀汤活血化瘀，切中病机而获效。因此，可以得出一个基本概念是：异病同证、同证同质、同质同机、同机同治而获效。

（2）再分析同病异治而获效的实例：如以冠心病为例。

有人用血府逐瘀汤或补阳还五汤治愈心血瘀阻型（晦涩质）者；有人用归脾丸或补中益气汤，或黄芪桂枝五物汤治愈四肢乏力、气短懒言之气血不足（倦㿠质）者；有人用金匮肾气丸或真武汤治愈四肢欠温，遇冷则剧之肾阳不振（迟冷质）者；有人用参苏饮治愈胃纳不佳、胸闷不舒、白色黏痰之气虚痰滞（腻滞质）者；有人用消毒五圣汤治愈烦热易怒、怒则发作、口干不饮、舌质红边有瘀点、苔黄之郁热内蕴，瘀阻心包（燥红质夹瘀）者。以上各例，西医都诊断是冠心病，但中医证型不同，质型也不同，其病机不同，故当异治，采用相应方剂而能获效。如果只辨病不辨证，不辨质，统用扩血管、降血脂药，或可暂时获效，但只治标不治本，只治病不治质，有时根本无效，有时产生副作用，更不会长治久安。

再举功能性子宫出血为例。有人用一贯煎或六味地黄丸为主治愈舌红、少苔、乏津、舌尖有瘀点、脉细涩（燥红质夹瘀）者；有人用少腹逐瘀汤或血府逐瘀汤治愈面色不泽、唇枯、胁痛、舌暗紫之血室瘀结（晦涩质）者；有人用当归四逆汤治愈面色晦暗、畏寒肢冷、大便溏稀之肾阳不足，冲任不固（迟冷质夹瘀）者；有人用桂枝加龙骨牡蛎汤治愈面色㿠白、语声细微、腰酸乏力、舌淡苔白、脉细之冲任虚寒，血不归经（倦㿠质）者；有人用槐角丸治愈食欲不振、舌苔黄腻、脉滑数之湿热蕴蒸，损伤冲任（腻滞质夹热）者。分析以上各例，同是功能性子宫出血，但由于体质不同，临床证型不同，病机不同，因此必须异方异治才能获效。如果不辨证型，不明质型，见病不见质，用错了方药，如燥红质者用了真武汤、迟冷质者用了黄连阿胶汤而误诊误治，必将变症蜂起，后果不堪设想。

现再从《古今救误》一书中选四个因不明体质而误治的医案以为佐证。

李聪甫治虚损案：郑某，男，40岁。喉咙燥痒，咯痰常有少量血丝，食欲不振，病已月余，肌肉渐削。脉浮芤且数，舌腻如米糊状。证为肾阴亏虚，虚火上炎，上灼肺阴。用六味地黄汤合生脉散加味，连服十余剂，食欲渐增，精神见佳。后误服姜、附、砂仁、半夏、肉桂等辛燥热药达三月之久，观其肌枯骨立，精败神疲，肾阴告竭，气立孤危，小溲点滴，汗泄昏厥，脉微散。后急用参脉散加味救治。

清·蒋仲芳治经行后期案：姚姓妇，年二十五，其月事或半年或三月方得一至，温补调治二载，转剧。诊之，脉来微涩，外证口干唇燥、手足心热。遂用大剂生地、当归为主，佐以条芩、山栀、白芍、川芎、丹皮、泽兰、知母、鳖甲。六剂后经准，一月后孕矣。前医未审体质类型而囿于"后期，古法主寒"而误用温补二载，病情转剧。

魏长春治胸痹误服人参案：陈某，女，51岁。平素郁热内盛，近病胸痹，自认体虚，误服别直参，遂致烦躁不宁、大便干燥、头眩耳鸣、脉象弦滑、舌质光绛似镜。予蒲公英、玄参、麦冬、鲜生地、白芍、麻仁、知母、天花粉等滋润之剂而愈。

王堉治胃脘痛案：有医士姓王者，故业医，货药饵。邻有妇人病胃痛者，请王治之，王用失笑散，服之立效。后凡有心胃痛者，王辄以失笑散服之，效各参半。王素食洋烟，一日自觉胃痛，亦自取失笑散服之，痛转甚，至夜半，痛欲裂，捣枕捶床，天未明寂然逝矣。王之邻妇必因瘀血凝滞，故用之立效。其余风寒暑热、饮食气郁，皆能致亡。若概以失笑散治之，又不求其虚实，焉不误人性命乎。这是不明辨质而治之过也。

以上是实例，是临床现象，其内在规律如何，浅探如下：西方医学的疾病概念是在"局部定位论"主导下，"以局部结构变化为主的定型反应形式"，诊断与治疗常重在局部某一结构，或某个功能指标，或某个代谢指标。中医学的证型与质型则是在"整体制约论"主导下，"以临床整体功能变化为主的定型反应形式"，诊断与治疗着眼在全身脏腑经络之间的生克关系。人是一个整体，整体状态控制着局部，虽然局部病变也会影响整体。体质类型是一种全身性的状态。因此，同质可以同治，异质必须异治。这是中医学辨质论治的一个新的基本原理。每种病与每种质的具体关系当作具体分析：如图 7-1 所示，全身性的体质状态涵盖着局部的疾病，调整体质可以治愈疾病。如图 7-2 所示，同一种疾病发生在不同的体质类型的人身上，仍然应从整体着眼治疗局部病变，按中医中药的理论进行治疗则必须按此人的体质类型而异治。如图 7-3 所示，体质类型与病种的关系是复杂的，如果仅按西医对号入座用某方剂进行治疗而不辨证，或更不辨质时，则是舍本逐末，是不符合中医药学基本原理的。

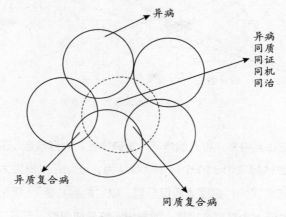

異病

異病
同質
同證
同機
同治

異質複合病

同質複合病

图 7-1 异病同质示意图

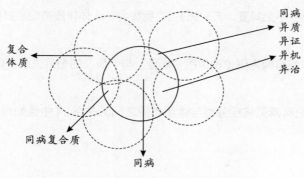

复合
体质

同病
异质
异证
异机
异治

同病复合质

同病

注：⟨┄⟩：体质类型   ◯：病种

图 7-2 同病异质示意图

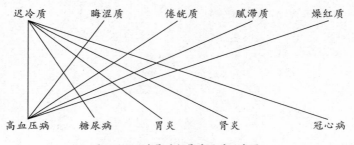
图 7-3　同病异质与异病同质示意图

　　传统中医辨证体系很多，有八纲辨证、脏腑辨证、六经辨证、卫气营血辨证、气血津液辨证等，归纳起来约 311 个证型。我认为，证型是以质型为基础的。质型仅仅六大类，除去正常质型外，病理体质仅五型，以"两纲八要"（阴阳两纲，气血、寒热、虚实、燥湿八要）为其理论根据；如再按五脏分成亚型，五五二十五型，除去心无湿、肾无瘀及肾气不足并入肾阳不足外，仅计二十二型，这是主干的。复合型可以参考《时病论·兼证夹证论》的思路举一反三，随质加减而治。《内经》说过："知其要者，一言而终；不知其要，流散无穷。"我体会，人体体质类型是其要。

　　在此，再以妇科病为例论说中医"病证"与"质"的相互关系，以便临床辨质论治时参考。
　　表 7-1 示妇科常见病症分型与体质类型之间的关系（《中医妇科学》，成都中医学院，1971 ）。

表 7-1　妇科常见病症与体质类型之间的关系

	经行先期	经行后期	经行先后不定期	月经过多	月经过少	经行吐衄	经行泄泻	痛经	崩漏	带下	不育	癥瘕	子宫脱垂	恶阻	妊娠腹痛	胎漏	妊娠心烦	妊娠肿胀	恶露不绝
燥红质	血热先期	血热而燥		血热		肝经郁火肺燥		热灼	血热崩漏					肝热恶阻		血热胎漏	阴虚心烦		血热恶露不绝
迟冷质		血寒后期	肾阳虚				肾虚泄泻	肝肾亏损		肾阳虚带下	肾阳气虚不育		肾阳虚子宫脱垂		虚寒腹痛	肾虚胎漏		肾虚妊娠肿胀	
倦㿠质	气虚先期	血虚后期		气虚	血虚		脾虚泄泻	气血虚弱	气虚崩漏	脾虚带下	血虚不育		气虚子宫脱垂	带虚恶阻	血虚腹痛	气虚胎漏血虚胎漏		脾虚妊娠肿胀	气虚恶露不绝
晦涩质		气郁后期	肝郁		血瘀			气滞血瘀	血瘀崩漏		肝郁不育	气滞癥瘕血瘀癥瘕			气郁腹痛		肝郁心烦	气滞妊娠肿胀	血瘀恶露不绝
腻滞质										湿毒带下	痰湿不育			痰湿恶阻			痰火心烦		
正常质																外伤胎漏			

三、辨证、辨病与辨质在临床诊疗工作中的运用

分析当前在临床上运用中西医结合治疗疾病的方式主要有三种：一是西医辨病，套用中药方剂，不辨证，这是末流，秦伯未曾有评论。二是辨病用西药，同时辨证加中药方剂，两套方案同时并举，这是"阿司匹林白虎汤"的模式。值得注意的是，辨证的"含金量"有日渐下降的趋势。三是以辨证用中药方剂为主，在不违反辨质论治的前提下，加用某些经现代药理学研究证明确能治此病的中药。

仍以冠心病为例。如辨证为寒凝心脉者，可以当归四逆汤为主方；火邪热结者，以小陷胸汤；气滞心胸者，以柴胡疏肝饮；痰浊闭阻者，以瓜蒌薤白半夏汤；瘀血闭阻者，以血府逐瘀汤；心气不足者，以保元汤；心阴不足者，以天王补心丹；心阳亏虚者，以人参汤为主等。与此同时，大家常在辨证的前提下，加用川芎、红花、益母草、丹参、山楂、桂枝、玉竹及三七等，因为后者已用实验方法证明它们确能改善心血管系统之功能。如此，在同一处方中体现了中西医结合，比"阿司匹林白虎汤"更胜一筹。如果再按体质治疗学原理作进一步分析，则不难发现，在上述辨证选方时已经蕴涵了辨质选方的意义，如寒凝心脉、气滞心胸及瘀血闭阴者常发生于晦涩质者，故宜用活血化瘀之方药；心阴不足与火邪热结者多见于燥红质者，当用养阴清热之方药；痰浊闭阻多见于腻滞质者，宜用化痰祛湿之方药；心气不足多见于倦㿠质者，故用补益气血之方药；心阳亏虚多见于迟冷质者，当用温通心阳之方药。如此辨证用药，和我倡导的病理体质分型是完全一致的。在此拟强调的是，在加用活血化瘀中药时还当细辨体质类型。如为燥红质者，选养心阴之玉竹以助强心而忌辛温之桂枝、附子；迟冷质者则相反；晦涩质者当选川芎、红花、山楂及三七粉等；益母草有增强外周血流量的作用，更适宜于倦㿠质者，且男女皆宜；腻滞质者当加用昆布、薤白、桔梗等降脂

降压而兼能化痰之品。加减不当将直接影响疗效，任何疾病都当遵此原理与方法。这便在深层次上体现了个性化的体质治疗对提高临床疗效的重要意义。

四、对21世纪中医药学理论研究的启示

反思近半个世纪以来的中医理论研究工作固然成绩显著，但学费也花了不少。研究藏象学说抓了藏而忘了象，研究中药抓了化学成分而忘了四气五味，出版工作抓了写书而忘了立说，如此等等。我建议21世纪能否集中一些精力去研究体质病理学，因为其中涉及的是阴、阳、藏象、气血、寒热、虚实、燥湿等基本原理。这是以简驭繁的捷径，固然难度较大。当然，一个证、一个病是枝叶，可以研究，但易致流散无穷。六种主要体质类型是根干，可举一反三。研究纯种动物自然群体中的体质类型要比一个一个复制证型直截了当得多；观察体质类型与方药之间的对应关系要比一方对一病的研究简要得多；研究病变随体质类型而化的"质化"现象对西医病理学来说是史无前例的创举，将大大丰富西医病理学理论，对中医学病因病机学来说也是一项突破。关于体质食疗学的研究更是涉及全人类饮食结构改革的大问题。但愿不要让此类大事发源于中国，而发展于外国，将来反销回来才走俏。欲知其详，请参阅后附参考文献。

跋

人是宇宙间最复杂、最美妙的东西。但人类对自身的奥秘却知之甚少。

西方医学在还原论思想指导下，将人体分割成器官、组织、细胞……从分子水平上认识生命，认识了一部分真理，但并不完整，只见树木，不见森林，我称其为"微观局部定位对抗医学"。中医药学则以天人合一的整体论为主导，将人视为宇宙的一个组成部分，也认识了一部分真理，但失之笼统，只见宏观，不见微观，我称其为"宏观整体全息调控医学"。我们应力争将两者辩证地统一起来。

如果您以中国传统文化与传统医学的继承人自居，那么就应该首先将足跟站稳在中医药学上，认真继承其精华，并努力发掘，加以提高。我坚持这个观念，经五十余年的探索才创立了人体体质学、体质病理学与体质食疗学。这是在人类医学之林中创立的一个新学说。

有人说，人类医学经历了三次革命：第一次医学革命，主要是发现和描述疾病，并试图用现代科学来解释，查明某一疾病的病因；第二次医学革命，是探明疾病发生的分子机理，即采用生物化学、生物物理学与一系列新的科学知识，从分子水平上揭示疾病的起因，并由此开发出针对某一类疾病的特效药，这仍是当前西方医学的主流思想；第三次医学革命，是 20 世纪 90 年代中期出现的医学个性化治疗的新趋向，其背景是分子生物学，因此，有人提出药物也应"百家姓"，因人而异。

其实，几千年来，中医学的辨证论治就是因时、因地、因人制宜的个性化诊疗。她的哲学基础是宏观整体的辨象论治。我在此基础上创立的人体体质学、体质病理学与体质食疗学是不折不扣的中国式的个性化诊疗。

在此书初稿完成以后，我又深入、系统地重温了《黄帝内经》，体会《内经》之要言在于《上古天真论》中提出的"恬惔虚无，真气从之；精神内守，病安从来"这十六个字，是"得神者昌，失神者亡""上守神，下守形"。这是形而上的道。后世医家却孜孜于形而下之器，口口声声藏象经络、四气五味。由此可见，"辨质论治"还有待提高，我将另有专著，再作探讨。

此外，我最近又提出了"心肾为先天之本，肺脾为后天之本"，强调了心神与肺气对人体的重要性。已有论文发表，可供参论。当然，个体化的原理仍然是正确的。

我现在出版《辨质论治通识读本》的目的就是想及早推广这种中国式的个性化诊疗原理及其具体方法，希望在临床第一线的中医界的同道们能知此新学并通过自己的实践，药食并举，以简、便、廉、验的方式防病治病，由此而造福全人类。

匡调元

2016 年 3 月

主要参考文献

［1］匡调元.中西医结合途径之探索［J］.重庆医药，1975，2（3）：57.

［2］匡调元.体质病理学研究［J］.成都中医学院学报，1978，（2）：1.

［3］Kuang DY：Tongues & TCM constitutional typesin otolaryngology outpatients［J］.JTCM,1987,7（4）：251.

［4］匡调元.人体体质学——理论、应用和发展［M］.上海：上海中医学院出版社，1991.

［5］匡调元.关于"体质学"研究的若干问题［J］.北京中医学院学报，1986，（4）：2.

［6］匡调元.体质食疗学［M］.上海：上海科学技术出版社，1989.

［7］匡调元."体质食养学"纲要［J］.浙江中医药大学学报，2006，（3）：217.

［8］匡调元.人体体质学——理论应用与发展［M］.上海：上海中医学院出版社，1991.

［9］匡调元.天地人三才医学模式［J］.中国中医基础医学杂志，2002，（5）：1.

［10］匡调元.辨证与辨体质［J］.中国中医基础医学杂志，2002，（2）：1.

［11］匡调元.中医体质病理学与体质食疗学实验研究［M］.上海：上海科学技术出版社，2001.

［12］匡调元.两纲八要辨体质［J］.中医药学刊，2003，（1）：108.

［13］王琦.肥胖人痰湿体质的血液流变学及甲皱微循环研究［J］.中国中医基础医学杂志，1995，（1）：52.

［14］郭桃美.古方新用精选［M］.广州：广东科技出版社，1997.

［15］匡调元.人体体质学——中医学个性化诊疗原理［M］.上海：上海科学技术出版社，2003.

［16］朱良春.中西医结合研究的一朵奇葩［J］.中国中西医结合杂志，2003，23（10）：1615.

［17］郑洪新.评匡调元教授《人体体质学》的原创性研究［J］.中医药学刊，2003，（10）：27.

［18］匡调元.舌象与体质［J］.中西医结合学报，2004，2（4）：264.

［19］匡调元.我的治学心路［J］.浙江中医学院学报，2004，（3）：1.

［20］匡调元.中医病理学研究（第二版）［M］.上海：上海科学技术出版社，1989.

［21］匡调元.中医病理学研究新干线［J］.中华中医学学刊，2007，25（1）：27.

［22］匡调元.匡调元作品选［M］.香港：东方艺术中心出版社，2008.

［23］匡调元.中华饮食智慧［M］.上海：世界图书出版有限公司，2010.

［24］匡调元.再论人体体质与气质及其分型［J］.中华中医药学刊，2011，29（7）：1478.

［25］匡调元.情绪与体质.中医关于睡眠、疾病讨论研究与临床科研新进展学术

交流会论文集［C］.2011.

　　［26］匡调元.生命微观意象艺术［M］.上海：世界图书出版公司，2011.

　　［27］匡调元.匡调元医论（第二版）［M］.上海：世界图书出版公司，2011.

　　［28］匡调元.心肾为先天之本，肺脾为后天之本［J］.中华中医药学刊，2013，（12）：2777.

　　［29］匡调元.理论创新是科学进步的里程碑［J］.中华中医药学刊，2014.（3）：630.